Über den Autor:

Ernstwalter Clees war fünf Jahre Chef vom Dienst beim Deutschen Ärzte Verlag in Köln und Ressortleiter Medizin bei der Frauenzeitschrift *Für Sie* in Hamburg. Er schreibt seit Mitte der achtziger Jahre als freier Medizinjournalist und Autor für Fach- und Publikumsmedien.

Ernstwalter Clees

Lymphdrainage

*Entgiftung durch
sanfte Massage*

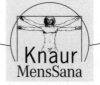

Besuchen Sie uns im Internet:
www.droemer-knaur.de

Originalausgabe März 2000
Copyright © 2000 Droemersche Verlagsanstalt
Th. Knaur Nachf., München
Alle Rechte vorbehalten. Das Werk darf – auch teilweise –
nur mit Genehmigung des Verlages wiedergegeben werden.
Umschlaggestaltung: Agentur Zero, München
Redaktion: Jutta Ressel
Satz und Herstellung: Barbara Rabus, Sonthofen
Druck und Bindung: Ebner Ulm
Printed in Germany
ISBN 3-426-87044-4

2 4 5 3 1

Inhalt

Vorwort 7

Alles fließt – Transportwege und Spediteure
im Körper 9

Die Entdeckung des Lymphsystems 25

Zu viel Wasser im Gewebe: das Ödem 32

Ernährung und Bewegung – unabdingbar
für das Wohlbefinden 44

Der richtige Griff zur richtigen Zeit:
Manuelle Lymphdrainage 56
  Stehende Kreise 62
  Der Pumpgriff 63
  Der Schöpfgriff 65
  Der Sauggriff 65
  Der Drehgriff 66

Mehr Wohlbefinden von A bis Z 71
  Arthrose 71
  Baby-Massage 73
  Beine 75
  Blähungen 76
  Erkältung 77
  *Frauenprobleme: Brustspannungen
  und Menstruationsbeschwerden* 78

Gesicht	80
Haarausfall	81
Halsschmerzen	82
Heuschnupfen	83
Knochenbrüche	84
Konzentrationsschwäche	85
Kopfschmerzen	86
Luftwegsinfekte	87
Verstopfte Nase	88
Nervosität	89
Ohrenschmerzen	90
Prellungen	91
Schlafstörungen	92
Sehnenscheidenentzündung (Tennisarm)	92
Sportbeschwerden	93
Steißbeinprellung	94
Zahnschmerzen	95

Wickeln, Wärmen, Bandagieren: technische Hilfen bei Lymphstau – und andere Tipps 96

Wie die Waden dem Herzen helfen 110

Gymnastik für Fitness und Wohlbefinden 118
  Übungen in der Türe 120
  Übungen im Sitzen 123
  Bodenübungen 126

Ausblick 129

Glossar 132

Kontaktadresse 135

Vorwort

Vielfältig sind die kleinen Beschwerden des Alltags, die einem als Unpässlichkeiten das Leben vergällen; vielfältig sind auch die Gelegenheiten, sich das Leben durch unbewusstes Verhalten selbst unnötig schwer zu machen. Davon, und von den einfachen Möglichkeiten, ausgleichend einzugreifen, handelt dieses Buch.
Ganz offensichtlich spielt das Blut im Körper eine hervorragende Rolle – jedenfalls wird es bei einer Verletzung sichtbar, es verschafft den »weißen« Menschen in Europa ihre Hautfarbe, es ist eben jener besondere Saft, den viele fast mystisch betrachten. Weniger bekannt ist die Lymphe, die weiße Schwester des Blutes. Sie hilft bei der Schadstoffentsorgung des Körpers, und wenn sie streikt oder behindert wird, macht sich das schnell an der Verminderung des Wohlbefindens bemerkbar.
Dieser Missbefindlichkeit schon im Vorfeld vorzubeugen dient die Lymphdrainage. Weil diese aber ohne das Drumherum der richtigen beziehungsweise falschen Lebensgewohnheiten in ihrer Gesamtheit weder zu beurteilen noch zu verstehen noch zu beeinflussen ist, ist es notwendig, auf alles ausführlich einzugehen, was direkt und indirekt mit Nährstofftransport und Schlackenbeseitigung zu tun hat: Kreislaufsystem, Bewegung, Ernährung.
Darüber hinaus besteht häufig die Notwendigkeit oder

auch der Wunsch, selbst mit Hand anzulegen, wenn eine Unannehmlichkeit wie Verstauchung oder Erkältung Hilfe suchen lässt. Auch hier bietet die Lymphdrainage interessante Ansätze. Es darf dabei jedoch nicht vergessen werden, dass dem Laien nur eine begrenzte Auswahl an wissenschaftlich fundierten physiotherapeutischen Maßnahmen zur Verfügung steht, selbst wenn die Palette inzwischen reichhaltig scheint. Die unterschiedlichen Indikationen und Behandlungsmöglichkeiten wurden deshalb auf diejenigen beschränkt, die im Alltag aktuell werden können, ohne dass gleich der Fachmann aufgesucht werden müsste. Dabei sind jedoch die eigenen Grenzen, um sich nicht selbst zu schaden, strikt zu beachten. Diese Selbstbeschränkung unterliegt der Eigenverantwortung eines jeden Einzelnen.

Anliegen dieses Buches ist es, in Sprache und Beschreibung sowohl dem Gegenstand als auch dem Nicht-Mediziner gerecht zu werden. Auf Fachterminologie wurde deshalb weitgehend verzichtet, wo dies nicht möglich war, finden sich am Schluss des Titels Erklärungen. Auch sei darauf hingewiesen, dass natürlich immer auch die Patientin angesprochen ist, wenn allgemein von dem Patienten die Rede ist, mit dem Arzt auch die Ärztin, mit dem Partner die Partnerin und mit dem Fachmann selbstverständlich auch die Fachfrau gemeint ist.

Alles fließt – Transportwege und Spediteure im Körper

Das Lymphsystem, das durch eine Manuelle Lymphdrainage beeinflusst werden soll, ist Teil des großen Kraftpakets Körper. In unglaublich feiner und wunderbarer Weise greifen hier viele scheinbar unabhängige Abläufe ineinander, um selbständiges Leben zu ermöglichen. Eines ist ohne das andere nicht existenzfähig, nicht einmal sinnvoll. Deshalb ist es notwendig, zunächst erst einmal die unmittelbare Umgebung und Arbeitsgemeinschaft anzuschauen, in die das lymphatische System eingebettet und eingebunden ist.
Da wäre als wichtigster Nachbar und Kooperationspartner zunächst der Blutkreislauf zu betrachten. Blut ist der Saft des Lebens. Die rote Flüssigkeit, von der ein Mensch, der an die siebzig Kilogramm auf die Waage bringt, im Durchschnitt etwa fünf bis sechs Liter besitzt, sorgt in unserem Körper für den Austausch der Stoffe. Während bei Blutverlust – etwa nach einem Unfall – ein halber Liter verlorenes Blut noch unbeschadet neu gebildet werden kann, ist ein Defizit von einem Drittel der gesamten Blutmenge lebensgefährlich, oft sogar tödlich.
Das Blut bringt aus der Lunge Sauerstoff zu den Zellen und nimmt auf dem Rückweg die Kohlensäure mit, die beim Verbrauch des Sauerstoffs in der Körperzelle übrig bleibt. Alle blutlöslichen Nährstoffe nehmen die-

Das Blut

Das arterielle Blut des großen Kreislaufs, der später noch ausführlich erläutert werden soll, befindet sich auf dem Weg zu den Körperzellen und Organen und ist wegen seines Sauerstoffgehalts hellrot. Das sauerstoffarme venöse Blut des großen Kreislaufs, das zum Herzen zurückfließt, hat eine dunklere, mitunter bräunlich rote Färbung und führt viele feste und flüssige Bestandteile mit sich. Bei Wunden ist am Farbunterschied des austretenden Blutes leicht zu erkennen, ob eine Vene oder eine Arterie verletzt wurde.

Zu den mitgeschwemmten Bestandteilen des Blutes gehören die roten und die weißen Blutkörperchen, die bei der Krankheits- und Infektionsabwehr eine wichtige Rolle spielen, sowie die unter anderem für die Gerinnung zuständigen Blutplättchen und das eigentliche Plasma. Blutplasma besteht zu neunzig Prozent aus Wasser. Ihm fällt die eigentliche Transportaufgabe zu, denn in ihm sind organische Stoffe gelöst – etwa Blutzucker und Harnstoff –, die zu den verschiedenen Körperbereichen schwimmen. Natrium und Kalium, zwei anorganische Stoffe, verteilen sich über das Plasma im ganzen Körper, ferner Hormone, Antikörper, Enzyme und Eiweiße. Eiweiße machen sogar sieben bis acht Prozent des Plasmas aus.

Blut hat darüber hinaus für die Regulierung der Körpertemperatur zu sorgen. Das gelingt, indem die Wärme im Körperinneren an die Körperoberfläche gebracht wird. Generell werden im Laufe von vierundzwanzig Stunden durchschnittlich achtzigtausend Liter Flüssigkeit und Stoffsubstanzen bewegt und ausgetauscht.

ses Transportmittel in Anspruch, um zu den Zellen zu gelangen und diese zu versorgen. Und wie eine gut geführte Speditionsfirma keine Leerfahrten ihrer Möbelwagen zulässt, so wird auch hier auf dem Rückweg Müll entsorgt.

Transportwege sind die Blutgefäße. Die großen Blutgefäße fungieren als Autobahnen, auf denen das wichtige Transportgut weit und schnell durch die ganze Region befördert wird. Auf den Bundesstraßen geht es sodann in die einzelnen Glieder und Organe, die Kreisstraßen führen zu den eigentlichen Örtlichkeiten, wo die Endverbraucher sitzen. Diese wiederum werden über Ortsstraßen erreicht, die auf der großen Landkarte des Blutkreislaufs keine eigenen Namen mehr tragen, dem ganzen System aber – wie draußen im Lande – erst einen Sinn geben. Diese kleinsten Blutgefäße sind für die rosige Farbe des weißhäutigen Teils der Erdbevölkerung verantwortlich.

Wie die unterschiedlich breiten Blutbahnen immer enger werden, so schrumpfen auch die höchstzulässigen Maße des Transportguts, das dann irgendwann durch keine Toreinfahrt mehr passt. Denn ganz am Ende des Weges, nämlich beim Endverbraucher Körperzelle, müssen die im Blut herangeschafften Stoffe durch die Zellwand eindringen können. Was nicht hineinpasst, geht zurück, und mit ihm eben die Reststoffsammlung.

Doch wie kann ein Stoff, mag er noch so klein sein, überhaupt aus den Blutgefäßen in die Zelle und wieder zurück und in das Lymphgefäß gelangen? Wenn über die kleinsten Arterien, vorhin als Ortsstraßen bezeichnet, der Zielort erreicht ist, befindet sich das Transportgut im Bereich der Kapillaren, auch Haargefäße genannt. Während Arterien und Venen völlig dicht sind und über sie kein direkter Stoffaustausch stattfinden kann, wird das durch kleine Fensteröffnungen in den Kapillaren ermöglicht. Je nach Organ sind diese Öffnungen unterschiedlich groß. Im Bindegewebe zum Beispiel oder in der Lunge handelt es sich dabei um kleinste Poren, in Nieren und Darm um verhältnismäßig große Fenster. In Leber, Milz und Knochenmark sind die Öffnungen so groß, dass sogar Blutzellen hindurchpassen.

Diese Durchlässigkeit, in der Medizin Permeabilität genannt, kann sich auch durch bestimmte Einflüsse ändern, etwa durch Hormone.

Nur im Gehirn und im Zentralnervensystem sind die Kapillaren undurchlässig wie Arterien und Venen, um nervenzellschädigende Substanzen fern zu halten; das ist die Blut-Hirn-Schranke, die es bisher nahezu unmöglich macht, auf das Gehirn wirkende Medikamente einzusetzen.

Die Zahl der Kapillaren im menschlichen Körper wird auf vierzig Milliarden geschätzt. Das entspricht bei einer durchschnittlichen Länge von einem halben Millimeter je Kapillarabschnitt einer Gesamtlänge von zweihunderttausend Kilometern oder einer Gesamtoberfläche von sechshundert Quadratmetern – die Fläche von zwei Tennisplätzen! Hier findet der Austausch zwischen Kapillaren und Zellzwischenräumen statt, hier wechseln täglich achtzigtausend Liter Flüssigkeit samt transportiertem Inhalt hin und her.

Der Übertritt von Blutkapillaren in den Zellzwischenraum, aus dem sich die Zelle versorgt, und zurück bzw. in die Lymphkapillaren geschieht durch Diffusion, durch Filtration und durch Zytopempsis, was sich auf Deutsch mit »Zellpaketpost« erklären lässt. Unter Diffusion ist die Wanderung von Teilchen von einem Ort hoher Konzentration zu einem Ort niedriger Konzentration zu verstehen. Anders ausgedrückt: Ein Stück Würfelzucker verteilt sich durch Diffusion auf den Inhalt der Kaffeetasse. Wenn wir nicht rühren, dauert dieser Vorgang lange, und wenn der Kaffee kalt ist, sogar noch länger. Die gleichen Bedingungen verbessern oder verschlechtern die Diffusion auch in unserem Körper: Bewegung »rührt um« und schafft Wärme. Erfolgt diese Diffusion nur in eine Richtung, handelt es sich um eine Osmose.

Filtration ist vom Kaffeefilter bekannt, nur dass die Membran der Kapillarwand hier an die Stelle des Filterpapiers tritt. Die Menge der gefilterten Flüssigkeit hängt dabei von der Porengröße und der Oberflächengröße des »Filterpapiers« sowie der Größe des Filtrats ab. Doch auch größere Stoffteilchen, die Bluteiweiße, müssen die Zelle erreichen können. Hier hilft die Zellpaketpost, eine Art Schleuse, die sich vor dem transportierten Stoff öffnet und hinter ihm wieder schließt: Das Gut wird bläschenförmig umschlossen, ähnlich wie ein Pantoffeltierchen frisst. Dieser Vorgang funktioniert allerdings nur in eine Richtung. Die Venen können diese großen Teilchen nicht wieder aufnehmen, deshalb müssen sich die Lymphgefäße ihrer annehmen. Man spricht daher hier von einer lymphpflichtigen Last als einem Transportgut, für das nur die Lymphbahnen als Transportwege offen stehen. Zur lymphpflichtigen Last gehören ferner Fette (Lipide), vor allem solche, die ihrer Größe wegen nicht über die Blutgefäße des Darms zur Leber zu gelangen vermögen. Außerdem können nur auf den Lymphbahnen jene Zellen zurückgeschwemmt werden, die der Immunabwehr dienen, aber auch entartete, das heißt Krebszellen und Zelltrümmer nach Verletzungen.

Dieser Stofftransport spielt sich in einem fast geschlossenen Kreislauf ab; fast nur deshalb, weil etwa zehn Prozent der Flüssigkeit Blut mit der lymphpflichtigen Last als mehr oder weniger klare Gewebeflüssigkeit verbleibt. Sie fließt auf eigenen Wegen durch den Körper zurück in Richtung Herz und mündet oberhalb wieder in das Blutsystem ein. Erst jetzt ist der Kreislauf der Körperflüssigkeiten geschlossen.

Diese klare bis gelblich-milchige Zwischenzellflüssigkeit heißt Lymphe. Das Lymphsystem, auch lymphatisches genannt, erfüllt eine wichtige Funktion für den Organismus. In den Lymphgefäßen fließen nämlich täglich bis zu zwei Liter Zwischenzellflüssigkeit ab. In dieser Flüssigkeit werden Schlacke, abgestorbene Zellen und auch größere Eiweißkörper und Nährstoffe sowie Immunzellen mitgeschwemmt. Eiweiß, Nährstoffe und Vitamine gelangen über größere Lymphgefäße oberhalb des Herzens in das Venensystem zurück.

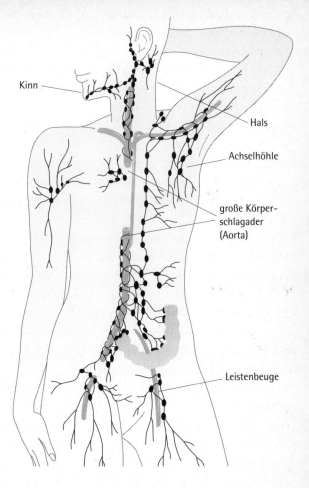

Parallel zum Blutgefäßsystem, das hier nur durch die große Körperschlagader angedeutet wird, ist das Lymphsystem im ganzen Körper fein verästelt. In den Sammel-Lymphknoten, die in der Leistenbeuge, unter den Achseln sowie an Kinn und Hals gehäuft auftreten, werden wichtige Abwehrstoffe gebildet.

Der Dünndarm ist besonders reich mit Lymphgefäßen besetzt. Hier werden vor allem Fette über die Lymphe in das Blut geleitet. Schlacke, Bakterien und Zellreste werden dagegen in den Lymphknoten vernichtet.

Weil Lymphsystem und Blutkreislauf nahezu parallel verlaufen, ist es sinnvoll, ihr Verhältnis zueinander, ihre Gemeinsamkeiten und ihre Unterschiede einmal genauer zu betrachten.

Die Organe des Blutkreislaufs sind das Herz und die Blutgefäße. Dabei wird zwischen dem Lungenkreislauf als dem kleinen und dem Körperkreislauf als dem großen unterschieden. Der Lungenkreislauf dient dem Gasaustausch, der Körperkreislauf der Versorgung mit allen lebensnotwendigen Stoffen. Beide sind einander wie die Schleifen einer Acht zugeordnet; sie treffen sich beim Herzen. Die Schlagadern, auch Arterien genannt, führen sauerstoffreiches, die Blutadern oder Venen sauerstoffarmes Blut. Der Lungenkreislauf bringt in seinen Venen Sauerstoff von der Lunge zum Herzen und in den Arterien das »leere« Blut zum Auffüllen zurück zur Lunge. Im großen oder Körperkreislauf ist die Aufgabenteilung umgekehrt: Arterielles Blut bringt, venöses Blut holt. Das liegt daran, dass alle vom Herzen wegführenden Gefäße eben Arterien genannt werden, alle dorthin führenden Venen. Zwischen Arterien und Venen liegt das Gebiet der sich immer feiner und feiner verästelnden Haargefäße, der bereits beschriebenen Kapillaren.

Im kleinen Kreislauf liegt mit der Lunge nur ein einziges Organ. Hier wird das Gas im Blut ausgetauscht –

Kohlensäure gegen Sauerstoff – und hier fließt alles Blut durch. Der große Kreislauf dagegen besteht eigentlich aus zahlreichen parallel geschalteten Kreisläufen an jeweils mehreren Organen.

Die große Pumpstation Herz, symbolträchtiges Synonym für Leben, Liebe und Sitz der Seele, hält die Kreisläufe in Bewegung. Es wird dabei von einigen kleineren Pumpstationen im Körper unterstützt, die wenig bekannt sind und deren Bedeutung gern unterschätzt wird. Schließlich haben sie keinen Symbolcharakter wie das Herz, sondern sie arbeiten dem Herzen nur zu.

Natürlich hat das Herz die Hauptlast bei der Bewegung des Blutes zu übernehmen. Um diese Bewegung herbeizuführen, zieht sich der Herzmuskel zusammen und schafft so eine Druckwelle, die sich als Pulsschlag über die Arterie fortpflanzt. Dieser Vorgang heißt Systole. Während der Systole dehnt sich die große Körperschlagader, die Aorta, stark aus und verstärkt so die Bewegung des Blutes. Ein System von Ventilen verhindert, dass das Blut bei der anschließenden Dehnung des Herzmuskels, der Diastole, wieder zurückgesogen wird. Bei der Diastole zieht sich auch die Aorta wieder zusammen. Der Sog der Diastole ist es auch hauptsächlich, der für Blutbewegung in den Venen sorgt. In den Venen der Beine wirken außerdem die Venenpumpen wie Nebenherzen: Die Bewegung der Beinmuskulatur beim Gehen drückt mit jedem Schritt und im Rhythmus des Ganges auf die Venenventile, die helfen, die große Entfernung zur zentralen Pumpstation Herz zu verkürzen.

Eigentlich ist das Herz in der Brust zweigeteilt. Man spricht vom rechten und dem linken Herzen, genauer: vom rechten Vorhof und der rechten Kammer und vom linken Vorhof und der linken Kammer. Das rechte Herz versorgt den Lungenkreislauf, das linke den Körperkreislauf.

Die Lieferung von Sauerstoff an die Körperzellen ist eine der wichtigsten Aufgaben des Blutgefäßsystems. Sauerstoff wird durch Mund und Nase in den Körper geholt und in den feinen Bläschen der Lunge in das Blut aufgenommen. Leider ist Sauerstoff in nur sehr geringem Umfang blutlöslich. Hier kommen die roten Blutkörperchen, die Erythrozyten, ins Spiel. Deren Farbstoff, das Hämoglobin, kann Sauerstoff an sich binden, huckepack zum Gewebe bringen und dort abgeben. Die weißen Blutkörperchen dagegen, die Leukozyten, zählen zum Abwehrsystem des Körpers. Sie sind ständig im Körper unterwegs auf der Suche nach fremden Stoffen, die eine Gefahr darstellen und deshalb ausgemerzt werden müssen. Sobald ein solcher Stoff irgendwo entdeckt wird, werden massenhaft Leukozyten an diese Stellen geschickt. Bei einer kleinen Verletzung zum Beispiel ist das leicht zu erkennen: Der sich bildende Eiter besteht im Wesentlichen aus abgestorbenen Leukozyten.

Wichtigste Leukozyten sind die Lymphozyten. Bei Alarm legen sie sich an den entdeckten Fremdkörper und beginnen sich sofort ständig zu teilen. Diese neuen Lymphozyten stellen Antikörper her, die in das Blut abgegeben werden und darin im ganzen Körper um-

Harmlose und weniger harmlose Infektionen

Das Immunsystem besteht im Wesentlichen aus den lymphatischen Organen, in denen die Lymphozyten gebildet werden. Zentral sind das die Thymusdrüse, die Lymphknoten, die Mandeln, die Milz, die Darmschleimhaut sowie das Knochenmark. In diesem Zusammenhang interessieren uns zunächst die Mandeln, weil an ihrer Schwellung eine Entzündung im Halsbereich leicht erkennbar ist. Sie wird zwar fälschlich oft als Mandelentzündung bezeichnet, sitzt aber tatsächlich zum Beispiel in den Atemwegen.

Bei einer Infektion sammeln sich Abwehrzellen in den Lymphknoten der näheren Umgebung, es kommt zu einem Stau. Die Knoten schwellen und verhärten. Sie sind druckempfindlich und leicht zu verschieben. Nach der Infektion geht die Schwellung schnell zurück. Die Knoten geben somit dem Therapeuten wichtige Auskünfte.

Nicht hinter jeder Lymphknotenschwellung verbirgt sich jedoch eine harmlose Infektion. Auch das Pfeiffersche Drüsenfieber oder Entzündungen, die aus einer Wunde auf den Lymphknoten übergreifen – was am roten Strich unter der Haut erkennbar ist –, gehören zu den Ursachen. Hier ist auf jeden Fall der Arzt gefragt.

herstreifen. Findet ein Antikörper einen Fremdstoff – auch ein Virus oder eine Bakterie –, bindet er ihn an sich. So entstehen verhältnismäßig große, unlösbare Molekülklumpen, die von Lymphozyten zerstört und damit unschädlich gemacht werden können. Andere Lymphozyten vermögen bestimmte Gefahrenstoffe wieder zu erkennen und ohne Umwege unverzüglich zu vernichten, weil sie die Struktur von deren Antikörpern auf ihrer Oberfläche tragen.

Wie schon erwähnt, gehört neben der Anlieferung von Nährstoff auch die Ausspülung der Abbauprodukte zu den Aufgaben von Blut und Blutgefäßen. Hier kommt nun auch endlich das Lymphsystem ins Bild.

Dieses System setzt sich zusammen aus den lymphatischen Organen, den beweglichen Zellen, also der Lymphflüssigkeit oder Lymphe, und dem lymphatischen Gewebe. Die Lymphflüssigkeit bildet sich in den feinen Haargefäßen des Blutkreislaufs und besteht aus dem Lymphplasma und den Lymphzellen. Lymphe enthält außer Lymphozyten keine Blutzellen und weist weniger Eiweiß und mehr Wasser als Blut auf.

Die Lymphgefäße oder Lymphbahnen bilden ein feines weit verzweigtes System von Abflussleitungen, durch die die Lymphe zurück in das venöse Blut befördert wird. Ihre Hauptaufgabe ist also, überschüssige Gewebeflüssigkeit abzuleiten. An der Dünndarmwand kommt noch eine wichtige Aufgabe hinzu: Hier gelangt das bei der Verdauung aus dem Nahrungsbrei herausgeholte Fett in die Lymphe und wird abtransportiert.

Das System der Lymphgefäße gehört zur Mikrozirkulation, weil es bis zu zwanzig Prozent der über das Blut herantransportierten Flüssigkeit wieder abführt. Ohne die Lymphbahnen käme es zu Staus, wobei Störungen des Lymphsystems tatsächlich erhebliche Gesundheitsprobleme nach sich ziehen können.

Die Beschreibung des Lymphgefäßsystems ist relativ

schwierig, weil es so viele Abweichungen von der Norm gibt. Nur bei siebzig bis achtzig Prozent aller Menschen kann die Lage der Lymphgefäßabschnitte mit Sicherheit vorhergesagt werden, beim Rest gibt es erhebliche Varianten, was Lage und Ausprägung angeht.

Für die Lymphdrainage ist besonders das oberflächliche Lymphgefäßsystem der Haut von Interesse. Es ist im Bereich des Körperrumpfes in vier Quadranten aufgeteilt, jeder mit einer regionalen Lymphknotengruppe, zu der die Lymphe in der jeweiligen Körperregion fließt. Zwischen den Quadranten, gleichsam im Grenzgebiet, liegen die lymphatischen Wasserscheiden, die allerdings nicht hundertprozentig trennend wirken, da Verbindungen dicht unter der Körperoberfläche bestehen.

Der Lymphfluss geht sehr langsam vor sich. Nur zehn- bis zwölfmal pro Minute ziehen sich die Klappenventile der Lymphgefäße zusammen, also sechs- bis achtmal weniger als der Herzmuskel, und schieben ihren Inhalt voran. Wie aber auch das Herz bei körperlicher Belastung mehr Blut im Ruhezustand auswirft, so kann das Lymphgefäßsystem ebenfalls seine Transportgeschwindigkeit steigern – bei Bedarf um das Zehnfache –, was auch hier vom Zusammenspiel aller Organe abhängt. Geht die Atmung schneller, hebt und senkt sich der Brustkorb ebenfalls schneller – der Unterdruck saugt Venen- und Lymphgefäßinhalte an. Die Muskelpumpen arbeiten schneller. Die Ventile bestimmen gleichzeitig die Fließrichtung und verhindern den Rückfluss.

Rundliche, manchmal bohnengroße Lymphknoten liegen an zahlreichen Stellen der Lymphbahnen. Hier

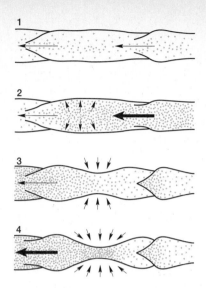

So funktioniert das Pumpsystem der ableitenden Lymphgefäße: Wenn nur die normale Menge Lymphflüssigkeit durchfließen soll, sind die Taschenklappen an beiden Enden des Gefäßabschnittes »auf Durchzug« gestellt (1). Nimmt die lymphpflichtige Last zu (2), drückt sie auf die Gefäßwand, die einen Gegendruck (3) aufbaut und den Inhalt der Tasche weiterpresst (4). Die benachbarte Muskulatur erhöht diesen Druck noch erheblich. Die Verschlussklappen sorgen dafür, dass sich der Vorgang in die gewünschte Richtung vollzieht.

münden viele kleine Lymphgefäße ein, ein großes verlässt den Knoten. Diese größeren Lymphgefäße wiederum treffen sich an Lymphsammelknoten.

Die Lymphknoten, früher irrtümlich Lymphdrüsen genannt, haben für unseren Körper eine überaus wichtige Funktion. Hier wird der größte Teil der Lymphozyten gebildet, die zu den Leukozyten zählen, der bereits erwähnten »Polizei« im Blut. Lymphknoten sind

Leistung: Note ungenügend

Störungen der Transportkraft des Lymphsystems, vom Fachmann Insuffizienz genannt, führen regelmäßig zu Problemen mit dem Lymphsystem. Die Ursachen sind allerdings sehr unterschiedlich.

Am häufigsten ist die Insuffizienz, die auf eine akute Erkrankung zurückgeht. Die Lymphgefäße arbeiten auf vollen Touren am Abtransport unerwünschter Stoffe, können ihre Aufgabe aber nicht ganz erfüllen.

Mechanisch nennt man die Insuffizienz, wenn eine Verletzung oder eine Operation die Lymphbahnen in ihrer Zahl verringert oder sie unterbrochen hat. Diese Form der Insuffizienz führt zum Ödem. Entzündungen oder Lähmung durch Medikamente oder Nikotin können den gleichen Effekt haben. Ein klassisches Beispiel für die mechanische Insuffizienz ist die Wundrose.

Wenn sich aus einer an sich geringfügigen Verletzung, etwa einer Verstauchung, ein Ödem entwickelt, hat wahrscheinlich bereits eine gewisse Insuffizienz bestanden, das Lymphsystem kam mit normalen Situationen jedoch noch zurecht. Eine ungewöhnliche, überfordernde körperliche Situation kann beispielsweise die Pubertät darstellen – hier sind diese Erscheinungen alterstypisch – oder auch eine Schwangerschaft.

---

deshalb so etwas wie die Abwehrzentren unseres Körpers. Insgesamt kann man sagen: Das Lymphsystem spielt – neben der Schadstoffentsorgung – eine entscheidend wichtige Rolle in unserem Immunsystem. Zu den lymphatischen Organen, die daran hochspezialisiert beteiligt sind, gehören die Mandeln, die Milz, der

Blutvergiftung und Wundrose

Eine ernste Komplikation des Ödems ist die Wundrose, medizinisch Erysipel (vom griechischen Wort für Rose) genannt. Dabei breitet sich eine Entzündung der Haut und des Unterhautgewebes durch Erreger aus, die durch kleine Risse in der Haut eingedrungen sind. Weil ein Ödem die Haut verletzlich macht und die Immunabwehr schwächt, ist bei einem bestehenden Ödem die Gefahr groß, dass sich eine Wundrose entwickelt.

Eine Wundrose macht sich durch eine brennende Rötung und Schwellung rund um die Eintrittspforte des Erregers bemerkbar, die sich binnen Stunden schmerzhaft mit flammenförmigen Ausläufern und Fieber bis vierzig Grad Celsius ausbreitet. Eine solche Entzündung muss möglichst schnell ärztlich behandelt werden. Eine längere hochdosierte Antibiotika-Behandlung soll verhindern, dass die Erreger im Körper bleiben und es immer wieder zum Entstehen von Wundrosen kommt.

Bildet sich ein roter, deutlich sichtbarer und schmerzhafter Strich unter der Haut, ist dies eine ebenfalls durch Streptokokken von außen hervorgerufene Infektion der Lymphbahn; sie wird Lymphangitis genannt. Wird nicht rechtzeitig behandelt, kann eine Blutvergiftung (Sepsis) die Folge sein. Als erste Maßnahme muss gekühlt werden.

Blinddarm, die Thymusdrüse, die Peyerschen Platten in der Schleimhaut des Dünndarms, das Knochenmark und natürlich alle Gefäße, die Lymphflüssigkeit führen. Sie bilden zusammen das lymphoretikuläre System, das alle Arten von Abwehrzellen bildet, die von der Immunabwehr benötigt werden.

Die Entdeckung des Lymphsystems

Obwohl es doch eigentlich um das Lymphsystem und die Möglichkeiten und Wege geht, mit Hilfe der Lymphdrainage des Wohlbefinden und den körperlichen Zustand zu stabilisieren und zu verbessern, war bisher sehr viel vom Blut, vom Blutkreislauf und von den Blutgefäßen die Rede. Das kann sicher nicht daran liegen, dass dies das wichtigere System ist – im menschlichen Organismus hängt eines vom anderen ab. Aber Blut ist eben auffälliger als die eher unscheinbare Lymphflüssigkeit. Doch Entdeckung und Wiederentdeckung sind spannende Kapitel der Medizingeschichte.

Natürlich ist seit langem bekannt, dass der Mensch sich aus einer Unzahl von unterschiedlichen Geweben, Muskeln, Knochen, Fasersträngen, Hohlräumen und Gefäßen zusammensetzt. Deren genaue Funktion erschloss sich allerdings erst mit der Zeit jenen, die sich besonders intensiv dafür interessierten und damit beschäftigten.

Und das System der Lymphgefäße ist von der und für die Medizin der Gegenwart tatsächlich regelrecht entdeckt worden.

Ihre Existenz muss schon den Gelehrten der vorchristlichen Zeit bekannt gewesen sein. Bereits sechshundert bis fünfhundert Jahre vor Christus wurde bei den pythischen Orakeln »weißes Blut« erwähnt. Auch der berühmte Wanderarzt Hippokrates (460–370 v. Chr.) berichtete von Gefäßen, die »weißes Blut« führen. Und Aristoteles (384–322 v. Chr.), der Schüler Platons und Lehrer Alexander des Großen, schrieb von Gebilden, die eine farblose Flüssigkeit enthalten.

Von »Milchgängen« – *ductus lactei* (lat.: *ductus* Gang, *lactis* Milch) – sprechen die Ärzte der alexandrinischen Schule, nämlich einem Netz von Gefäßen, die dem Verdauungstrakt entspringen. Der berühmte Arzt Philon der Jude hatte in Alexandria bereits Lymphknoten beschrieben. Er erkannte von den Därmen ausgehende Gefäße, die nicht in die Leberpforte münden, sondern in drüsenartige Körper. Wir bezeichnen sie heute als Lymphknoten. Es wird behauptet, bereits Philon habe diese mit der Körperabwehr in Verbindung gebracht.

Mit den Völkerwanderungen geriet dieses Wissen zweitausend Jahre in Vergessenheit. In der christlichen Kirche war die Beschäftigung mit den gottgeschaffenen und gottgewollten Details der menschlichen Natur verpönt, galt Anatomie als Wissenschaft sogar als sündhaft. Mit den Arabern und den Xantinern tauchte dieses Wissen im ausgehenden Mittelalter und zu Beginn der Renaissance in Spanien und Italien wieder auf.

Am 23. Juli 1622 fand der Arzt Gaspare Aselli (1581 bis 1626) aus Pisa, der sich selbst Assellius nannte, bei der Vivisektion eines Hundes in dessen Brust-Bauch-Raum zwei weiße Stränge, die er zunächst für Nerven hielt, eine Meinung, die er beim weiteren Fortschreiten der Operation jedoch korrigierte. Mit einem scharfen Messer machte er einen Einschnitt in einen dieser

Stränge, aus dem sofort eine weiße milch- oder sahneähnliche Flüssigkeit austrat. Bei der Wiederholung des Versuchs am nüchternen Hund waren diese Gefäße nicht zu finden. Da aber bei späteren Vivisektionen verschiedener anderer Säugetiere nach deren vorhergehender Fütterung die Stränge wieder sichtbar waren, schloss der italienische Forscher auf einen Zusammenhang zwischen ihnen und den Verdauungsorganen. Er nannte die Gefäße Chyli-feri, was Milchvenen bedeutet; danach benennt der Anatom noch heute die Chylus-Gefäße.

Der Franzose Jean Pecquet (1622–1674) entdeckte um 1650 im Körper eines Hundes eine Zisterne, in die sich die großen Lymphgefäße der unteren Körperhälfte, des Brustraums und des linken Vorderbeins beziehungsweise Armes ergießen. Beim Menschen fand er diese Gefäße an der Leiche eines Hingerichteten, dem eine Henkersmahlzeit vergönnt gewesen war. Heute weiß man, dass acht Prozent der Menschen eine solche Zisterne, die *Cisterna chyli*, besitzen, wie Pecquet sie erstmals beim Hund bemerkte.

Nur fünf Jahre später schildert der Däne Thomas Bartholin, genannt Bartholinus, an der Universität von Leiden in Holland das gesamte Lymphsystem im Zusammenhang. Als Entdecker der nach ihm benannten Bartholinschen Drüsen, nämlich der Drüsen der großen Schamlippen, hat er jedoch einen weitaus größeren Bekanntheitsgrad erlangt. Seine grundlegenden Erkenntnisse über das lymphatische System haben bis heute Gültigkeit, selbst wenn man heutzutage nicht mehr, wie er es tat, von einem »Reinigungs- und Überrieselungssystem« spricht. Thomas Bartholin nennt die beschriebenen Gefäße in einer am 1. Mai 1652 veröffentlichten Schrift auch erstmals *vasa lymphatica* (lateinisch für Lymphgefäße) und ihren Inhalt *Lympha*, vom lateinischen *limpidus*, klar. Er wollte die Flüssigkeit so als »klares Wasser« kennzeichnen. Olof (oder Olaus) Rudbeck (1630–1702), der im schwedischen Uppsala das noch heute existierende »Theatrum Anatomicum« gründete, versuchte später, Bartholin den Ruhm streitig zu machen.

Der Leidener Anatom Anton Nuck (1650–1692) entwickelte gegen Ende seines Lebens eine Methode, die Lymphgefäße sichtbar zu machen, indem er ihnen Quecksilber injizierte. Diese Technik wurde immer weiter verfeinert, doch es sollte noch zweihundert Jahre dauern, bis weitere auf diese Weise gelüftete Geheimnisse um das »weiße Blut« systematisch zusammengefasst wurden: Marie Philibert Constant Sappey (1810 bis 1896) stellte 1885 in Frankreich einen Atlas der Lymphzirkulation vor. Akribisch sind darin noch die kleinsten Verästelungen an buchstäblich allen Körperteilen in Kupferstichen dargestellt, nicht nur eine immense Fleißarbeit, sondern auch von so hohem wissenschaftlichen Wert, dass der Atlas noch heute zur aktuellen medizinischen Arbeit benutzt wird. Henri Rouviere (1876–1952) führte die Arbeit am Sappeyschen Atlas dann fort.

Noch im ausgehenden neunzehnten Jahrhundert, 1892 genau, stellt der gebürtige Wiener Alexander von Winiwarter (1848–1917), zuletzt Chirurgie-Professor an der Staatsuniversität im belgischen Lüttich, erstmals Möglichkeiten einer Behandlung von Lymphödemen durch Massagen, Bandagen und Bewegungsübungen vor – die erste Beschreibung der Lymphdrainage oder, wie der Mediziner lieber sagt: der physikalischen Entstauungstherapie.

Doch erst vierzig Jahre später wurde die Idee wirklich praxisnah und praktikabel umgesetzt. Die moderne Lymphdrainage ist untrennbar mit dem Namen eines Ehepaares verknüpft, das in dieser Form der Physiotherapie eine wertvolle und verhältnismäßig einfach durchführbare gesundheitsfördernde Maßnahme sah: Estrid und Dr. phil. Emil Vodder – bezeichnenderweise beides keine Mediziner.

Der Däne Emil Vodder (1896–1986) studierte acht Semester Medizin, Soziologie und Philosophie, bevor er 1928 an der philosophischen Fakultät der Universität Brüssel zum Doktor der Philosophie promovierte. Das Ehepaar Estrid und Emil Vodder lebte von 1928 bis 1939 in Frankreich. Ein Teil der Patienten, die sich an Vodders Institut physiotherapeutisch behandeln ließen, stammte aus England und kam ihrer chronischen Erkältungskrankheiten wegen in das milde Klima der Mittelmeer-Region. Bei ihrer physiotherapeutischen Behandlung beobachtete Vodder, dass viele von ihnen geschwollene »Halsdrüsen« hatten, wie man die Mandeln damals noch nannte. Er überlegte, ob er durch eine Massage dieser offenbar gestörten Region eine Besserung herbeiführen könnte, und begann, vorsichtig mit pumpenden, kreisenden Bewegungen zu massieren. Und er hatte Erfolg.

In den folgenden Jahren behandelte Vodder auf diese Weise Tausende von Patienten, ohne dass, wie er selbst sagte, je eine Schädigung bekannt wurde. Im Gegenteil: Die Begleiterscheinungen der verschiedenen Erkrankungen, vom chronischen Nebenhöhlenkatarrh bis zur Akne, klangen rasch ab und traten nie wieder auf.

Ab 1933 trieb das Ehepaar durch den Erfolg ermutigt die Studien am Lymphsystem in Paris weiter. Grundlage war der Atlas von Sappey. Auf der Internationalen Gesundheits- und Schönheitsausstellung 1936 in Paris stellte Vodder seine aus der schwedischen Massage abgeleitete »Lymph-Drainage-Massage« vor. Vodder sah in der Lymphe so etwas wie eine heilsame Lebensflüssigkeit und verstand seine Massage als Universaltherapie. Das Ergebnis war, dass er, der eigentliche Vater der modernen Lymphdrainage, von der Schulmedizin belächelt, angefeindet und als »Paramediziner« diffamiert wurde. Erst 1984 erhielt Vodder, inzwischen achtundachtzig Jahre alt und seit dem Zweiten Weltkrieg wieder in Dänemark, Anerkennung durch der Verband Physikalische Therapie. Man verlieh ihm die Wilhelm-Rohrbach-Medaille.

Als erste fanden die Kosmetiker Interesse an der Vodderschen Behandlungsmethode. In den fünfziger Jahren erkannten sie, dass die Therapie für die Kosmetik von großem Gewinn sein könnte. Das Ehepaar Vodder hielt deshalb in ganz Europa Vorträge und bildete Physiotherapeuten in der Technik aus. Der Durchbruch kam, als 1963 der in Essen arbeitende Arzt Dr. med. Johannes Asdonk die Therapie kennenlernte und, zunächst experimentell, in die ärztliche Praxis einführte. Natürlich zahlten die Krankenkassen dergleichen damals nicht, denn schließlich gab es keinerlei wissenschaftlichen Nachweis für die Wirksamkeit der Methode. Asdonk hatte deshalb zwei Gruppen von Patienten: Die einen zahlten selbst und kamen in den Genuss der Therapie, die anderen nicht; sie blieben bei der Kassenmedizin. Schnell zeigten sich deutliche Unterschiede in den Behandlungsergebnissen, was Asdonk und seine Mitarbeiter veranlasste, Forschungen über die Wirksamkeit in die Wege zu leiten.

Leider zerstritten sich Vodder und Asdonk, die beiden großen Pioniere der Lymphdrainage, im Laufe der Jahre wegen unterschiedlicher Auffassungen bezüglich der Grifftechnik. Das Resultat waren zwei Lager, zwei Schulen und ein anhaltender Gelehrtenstreit. Das ist allerdings ausschließlich für die Anwendung der Lymphdrainage im Krankheitsfall oder in der nachoperativen Rehabilitation von Bedeutung, nicht jedoch für die Lymphdrainage, wie sie hier für den allgemeinen Gebrauch zur Verbesserung der Lebensfreude und Krankheitsabwehr vorgestellt werden soll.

Zu viel Wasser im Gewebe: das Ödem

Als Ödem bezeichnet der Mediziner eine übermäßige Flüssigkeitsansammlung zwischen oder in den Zellen. Weil der winzige Raum zwischen den Zellen Interstitium und »innen, drinnen« auf Latein *intra* heißt, spricht man je nachdem von einem interstitiellen oder einem intrazellulären Ödem. Hier, bei unserer Betrachtung des Lymphödems, geht es um eine Flüssigkeitsansammlung zwischen den Zellen, also um ein interstitielles Ödem.
Ein Lymphödem ist keine eigene Krankheit, sondern ein Zeichen dafür, dass in dieser Körperregion etwas nicht in Ordnung ist; ein Lymphödem ist ein Symptom. Ursprüngliche Ursache kann eine Herzschwäche (Herzinsuffizienz) sein, auch eine Nierenschwäche, eine Lebererkrankung oder hormonelle Störung. Wenn die Lymphgefäße nicht zahlreich genug vorhanden sind, eine Fehlbildung aufweisen oder nicht funktionieren, das heißt sich nicht in angemessener Weise pumpend zusammenziehen und dehnen können, kommt es zu diesem krankhaften Zustand. Das Krankmachende dabei ist, dass nicht fortgeschafft werden kann, was die Fachleute die lymphpflichtige Last nennen: Schlacken und Lymphe.
An Armen und Beinen, Händen oder Füßen treten Lymphödeme nur an einer Körperseite auf. Dadurch

kann man sie in den meisten Fällen einer bestimmten Krankheit zuordnen. Auch Form und Dauer lassen recht gute Rückschlüsse auf die Ursache zu.

Der Arzt, der bei einer Patientin oder einem Patienten ein Lymphödem zum ersten Mal sieht, wird sich deshalb fragen: Wie ausgebreitet ist die Flüssigkeitsansammlung? Tritt sie an einer Körperseite auf oder an beiden? Ist sie dauerhaft oder vorübergehend, auf- und abschwellend, neu oder schon chronisch? Lässt sich das Ödem gut verschieben und eindrücken oder ist es verhärtet?

Besteht ein Lymphödem noch nicht sehr lange, so kann man es leicht eindrücken und ein wenig unter der Haut hin und her schieben; der Eindruck hinterlässt eine kleine Delle. Bei längerem Bestehen kommt es durch die Eiweißansammlung zwischen den Zellen zu einer Hautverdickung. Ein chronisches Lymphödem ist also an einer Verbreiterung der Hautfalten an den betroffenen Körperstellen erkennbar. Besonders eindrucksvoll ist das am Fuß zu zeigen, wo man eine breite Hautfalte auf der zweiten Zehe abheben kann. Dieses »Stemmersche Zeichen« gilt als sicheres Frühsymptom, als absoluter Beweis für ein entstehendes Lymphödem am Fuß.

Chronische Ödeme verursachen mit der Zeit eine krankhafte Veränderung des umgebenden Gewebes, vor allem der abdeckenden Haut. Das liegt daran, dass die Wege für die Nährstoffe immer länger werden und das Gewebe schlechter entschlackt wird. Liegt das Ödem im Bereich der Darmlymphgefäße, wird zu wenig Fett abtransportiert.

Die Fachleute unterscheiden Lymphödeme nach ihrer Ausdehnung, ihrer Lage und ihrer Ausprägung.

Zu Beginn, im Stadium I, lässt sich das Lymphödem leicht eindrücken; durch den Druck entsteht eine Delle. Am Gewebe sind noch keine wesentlichen Veränderungen erkennbar, nur das »Stemmersche Zeichen« kann bereits positiv sein, muss aber nicht. In diesem Stadium kann ein Zwischenzell-Ödem mit solchen Ödemen verwechselt werden, die eine andere Ursache haben. Den Unterschied vermag nur der Arzt durch eine eingehende Untersuchung zu klären, unter Umständen auch mit Hilfe der Medizintechnik. Ist das Ödem als Lymphödem erkannt, genügt zum Beispiel oft das Hochlagern der Beine. Diese Form wird deshalb als spontan-reversibel (umkehrbar) bezeichnet.

Stadium II wird entsprechend spontan-irreversibel genannt, denn ohne eine besondere Behandlung bildet sich ein Lymphödem dieses Stadiums nicht zurück. Hier verändern sich jetzt auch das umliegende Gewebe und die Haut, große Hautfalten werden erkennbar und greifbar. Das Wachstum von Fuß- bzw. Fingernägeln ist gestört. Weil die Haut in Mitleidenschaft gezogen wird, kann sie ihrer Aufgabe in der Immunabwehr nicht mehr gerecht werden.

Ist das Stadium III erreicht, sind bereits alle Reaktionen des Gewebes eingetreten, wie sie oben beschrieben wurden. Es handelt sich um eine lymphostatische Elephantitis, um Wasser im Bein. Das sogenannte Elefantenbein weist eine starke Färbung und extreme Dicke der Haut auf. Es kommt immer wieder zu Wundrosen.

Entsprechend ihrer Entstehung wird außerdem von primären und sekundären Lymphödemen gesprochen und entsprechend ihrer Art von malignem (bösartigem) und benignem (gutartigem) Lymphödem. Außerdem wird noch unterschieden zwischen reinen Lymphödemen und solchen, die mit anderen Erkrankungen einhergehen.

Ein primäres Lymphödem ist Folge einer Fehlbildung im Lymphsystem, seine Ursache mangelnde Transportleistung. Eine derartige Unterentwicklung kann bereits bei der Geburt vorhanden sein. Wenn sie nur geringfügig ist, wird sich das Lymphödem erst im Laufe des Lebens entwickeln, zu einem Zeitpunkt nämlich, wenn ganz aktuell eine besondere Belastungssituation entsteht. Ein Ödem kann jedoch auch schon bei der Geburt vorhanden sein.

Interessanterweise findet sich bei etwa einem Zehntel der primären Lymphödeme eine familiäre Vorbelastung, neunzig Prozent treten ohne einen Hinweis auf eine Erbanlage auf. Macht sich das primäre Lymphödem vor dem fünfunddreißigsten Geburtstag bemerkbar, heißt es frühes (Lymphoedema praecox), danach spätes Ödem (Lymphoedema tardum). Die weitaus meisten primären Lymphödeme treten erstmals bis zum zwanzigsten Lebensjahr auf, am häufigsten im siebzehnten Lebensjahr.

Die Ursachen dafür sind weitgehend unbekannt, es gibt jedoch begründete Vermutungen. Aus anatomischen Untersuchungen weiß man, dass Lymphgefäße sowohl unterentwickelt als auch überentwickelt sein können.

Bei der Überentwicklung finden sich störende Erweiterungen und defekte Klappen, gleichzeitig steht für die übergroße Transportkapazität nicht genügend Transportgut zur Verfügung, was wiederum zu Kurzschlüssen und alles zusammen zum Ödem führt.

Ein völliges Fehlen von Lymphgefäßen wurde noch nie beobachtet und wäre wohl auch tödlich. Möglich ist aber, dass in bestimmten Körperbereichen zu wenig Lymphgefäße angelegt sind und es so zu Engpässen kommt. Manchmal ist das primäre Lymphödem auch mit angeborenen Herzfehlern, Blutgefäßmissbildungen oder Knochenfehlbildungen kombiniert.

Auch dem Fachmann fällt es oft schwer, ein Lymphödem nach einer Verletzung richtig einzuordnen. Es kann sein, dass der Stau der Lymphflüssigkeit erst durch die Verletzung entstand, weil die örtlichen Lymphbahnen unterbrochen wurden. Es kann aber auch sein, dass schon vorher ein primäres Lymphödem bestand, das erst jetzt, durch die zusätzliche Störung des Transportweges so stark wurde, dass es sich bemerkbar macht.

Auch wenn die Differenzierung schwer fällt, ist sie für die Behandlung wichtig. Fast alle Jugendlichen, die im Laufe der Pubertät ein Lymphödem bekommen, berichten von einer vorausgegangenen Verletzung. Deren Schwere steht aber objektiv selten in angemessenem Verhältnis zur Ausprägung des Ödems.

Sekundäre Lymphödeme können viele Ursachen haben. Sie unterscheiden sich von den primären aber eben dadurch, dass ihre Ursache bekannt ist. In Frage kommen Verletzungen, Operationen, Bestrahlungen, bösartige Erkrankungen oder Hautentzündungen, ebenso Insektenstiche oder Pilzerkrankungen. Auch chronische Erkrankungen der Venen können zu sekundären Lymphödemen führen. Alle diese Formen müssen vom Arzt behandelt werden, der, wenn er eine Lymphdrainage für angebracht hält, dem Physiotherapeuten genaue Anweisungen für deren Art und Umfang erteilt.

Schmerzen, die so stark werden, dass man gern zum Schmerzmittel greifen möchte, gibt es bei dem relativ unkomplizierten primären oder sekundären Lymphödem eigentlich nicht. Eine Ausnahme stellt die Entstehung einer Wundrose dar oder wenn wucherndes Gewebe Raum fordert und benachbartes Gewebe bedrängt. Auch die nach einer Bestrahlung auftretenden Ödeme können weh tun; das nach einem Unfall oder einer Operation gleichsam künstlich geschaffene Lymphödem ist geradezu typisch schmerzhaft.

Es geht in diesem Kapitel noch immer um Lymphödeme und deren Behandlung durch den Arzt und den professionellen Physiotherapeuten. Daran muss erinnert werden, weil im Folgenden beim Lesen der einen oder anderen Behandlungsbeschreibung der Wunsch entstehen könnte, selbst dergleichen zu versuchen.

Das trifft natürlich kaum auf die chirurgische Behandlung von Lymphödemen zu, die aber auch nur in wenigen Sonderfällen sinnvoll erscheint, jedenfalls nicht generell in Betracht gezogen werden kann. Bei einem primären Lymphödem kommt eine Operation überhaupt nicht in Frage.

Liegt ein sekundäres Lymphödem vor, könnte der Chirurg, je nach Ursache und Lage des Ödems, das Gewebe herausschneiden, in dem sich die Zwischenzellflüssigkeit verstärkt sammelt. Eine andere, immer wieder diskutierte und gelegentlich auch durchgeführte Möglichkeit wäre die Herstellung neuer Lymphgefäße im gestauten Bereich. Am erfolgversprechendsten ist dabei heute, ein gesundes Lymphgefäß des Patienten an die als solche erkannte Engstelle zu verpflanzen; das könnte zum Beispiel eine große Narbe sein.

Auch von der medikamentösen Behandlung eines bestehenden Lymphödems, vor allem des sekundären, halten die meisten Mediziner nicht sehr viel. Die hierfür zur Verfügung stehenden Medikamente haben schon in geringer Dosis Nebenwirkungen im großen Kreislaufsystem. Es kommt zu Herzjagen und Herzrhythmusstörungen. Andere Präparate haben ihre Wirksamkeit nach Ansicht vieler Ärzte noch nicht hinreichend unter Beweis gestellt.

Wenig Anklang finden desgleichen Apparate, die wie Stiefel oder Ärmel über Arm beziehungsweise Bein gestülpt werden. Durch wellenförmigen Druck auf das Körperglied soll das Ödem ausgepresst werden. Der Nachteil solcher Geräte besteht beim sekundären Ödem darin, dass die Druckwelle an den Wurzeln von Fuß, Bein, Hand oder Arm fast gar nicht ansetzt, gerade hier aber die größte Ansammlung von Zwischenzellflüssigkeit besteht. Auch wird nur die Flüssigkeit ausgepresst, nicht aber das ebenfalls gestaute Eiweiß.

Es gibt inzwischen sehr viele solche Apparate, ein Zeichen dafür, dass der goldene Weg noch nicht gefunden ist: »Je mehr (Operations-)Methoden es gibt, desto sicherer ist die ideale Methode noch nicht entwickelt«, hat einmal ein Chirurg gesagt. Das trifft auf viele Bereiche der Medizin zu.

Eine spezielle Diät, die dem Abbau eines Lymphstaus dienlich sein könnte, gibt es nicht. Sitzt das Ödem in Füßen oder Armen, so ist der Eiweißgehalt im Blut normal – eine eiweißreduzierte Kost wäre also nicht sinnvoll. Auch wassersparende Diäten sind aus medizinischer Sicht Unsinn; der Durchschnittsmensch trinkt im Tagesverlauf eher zu wenig als zu viel. Wichtig sind jedoch Gewichtsabnahme bei Übergewicht und eine gute Einstellung im Falle einer Zuckerkrankheit.

Einigkeit besteht weitgehend über den Sinn der Komplexen Physikalischen Entstauungstherapie (KPE), im Grund einer Weiterentwicklung der Manuellen Lymphdrainage ergänzt durch die Kompressionsbandage. Bei der KPE wird die Transportaktivität der Lymphgefäße dauerhaft angeregt. Das geschieht durch speziell gewickelte Kompressionsbandagen, die durch ihren Druck (Kompression) und die Art der Wicklung einen Massageeffekt haben, der jedoch nicht ohne zusätzliche Bewegung wie Wandern, Gymnastik oder Spazierengehen zur Wirkung kommt. Zur KPE gehören ferner Hautpflege, um die Heilung der malträtierten Haut zu fördern, und Hochlagerung, damit die Schwerkraft die Pumparbeit des Systems unterstützt.

Kompressionsbandagen müssen lange, mindestens drei bis vier Wochen, getragen werden, sind also wie die

Manuelle Lymphdrainage in der Praxis und zu Hause nicht für schnelle Erfolge gut. Außerdem müssen Kompressionsbandagen von eigens geschulten Kräften angelegt werden, denn es gibt viele Besonderheiten zu beachten, die über Verbesserung oder Verschlimmerung des Schadens entscheiden.

Für die KPE bestehen zudem einige Einschränkungen, über die der Therapeut jedoch Bescheid weiß. Sie darf nicht angewandt werden bei Herzschwäche, akuten Bakterienentzündungen und akuten Venenleiden. Vorsicht ist ebenfalls geboten bei einem Herzschrittmacher sowie bei Hauterkrankungen. Und es gibt einige Umstände, die auch diese Therapie zu einem Misserfolg werden lassen können. Dazu gehört Übergewicht. Generell gilt: Mangelnde Bewegung und Übergewicht begünstigen die Entstehung von Lymphödemen und verhindern deren Abklingen.

Wird eine Schwellung von Ihrem Arzt als Ödem erkannt und behandelt, sollten Sie es zu Hause täglich kontrollieren und sich Veränderungen zum Guten wie zum Schlechten notieren. Das ermöglicht es Ihrem Arzt, seine Therapie auf Ihre Bedürfnisse auszurichten. Zudem erleichtern Sie als Ödempatient dem Arzt die Behandlung erheblich, wenn Sie einmal in der Woche Ihren Knöchelumfang messen und ihn sich notieren, denn für die Diagnose, aber auch als Erfolgskontrolle ist das Volumen des Ödems von großer Bedeutung.

Ebenso wichtig ist die Messung des Ödeminhalts. Dafür gibt es verschiedene Verfahren. Am einfachsten ist es, wenn sich das Ödem an Arm oder Bein befindet, den

> **Die Delle verrät das Ödem**
> Eine präzise Diagnose des Lymphödems ist in aller Regel anhand der Krankheitsgeschichte und der Untersuchung durch den Arzt sehr gut erreichbar. Sie können ein entstehendes Ödem aber auch leicht selbst erkennen, indem Sie mit dem Daumen etwa zehn Sekunden lang auf die verdächtige Stelle drücken. Wenn die so entstandene Delle in der Hautoberfläche nicht wieder verschwindet, sobald Sie den Daumen fortnehmen, deutet das auf ein Ödem hin.

Bein- oder Armumfang mit einem Maßband zu messen. Bei Arm oder Bein ist zudem meist ein guter Vergleich zwischen krankhaftem und gesundem Zustand möglich, weil, wie erwähnt, Ödeme an Armen oder Beinen meist einseitig auftreten.

Umständlicher als das Maßband ist die Verdrängungsmethode. Dabei wird der Arm oder das Bein bei gleich bleibender Eintauchtiefe in einen wassergefüllten Messbehälter getaucht. Die Menge des verdrängten Wassers zeigt sehr genau auch den Verlauf der Behandlung an. Eleganter geht das heute mit dem Perometer, das berührungs- und druckfrei in Sekundenschnelle Umfang und Volumen des Körperteils über Infrarotstrahlung misst. Im Zeitalter des Computers lässt sich das Ergebnis auch grafisch darstellen, festhalten und im Verlauf vergleichen. Je nach Ausstattung der Arztpraxis oder des Krankenhauses werden der medizintechnische Fortschritt und die elektronische Datenverarbeitung noch in vielfältiger anderer Weise zur Volumenmessung genutzt. Außerdem kann das von Natur aus unscheinbare Lymphgefäßsystem durch Injektion eines unschädlichen Farbstoffes sichtbar gemacht werden. Lymphszintigrafie und Lymphografie sind jedoch besonderen Fällen und dem Experten vorbehalten.

Eine der wichtigsten Aufgaben des Lymphsystems besteht in der Abwehr von Krankheitserregern, indem eiligst Lymphozyten gebildet werden. Besonders gut zu beobachten ist das – wenn auch für den Betroffenen vielleicht weniger interessant als schmerzhaft und Anlass zur Besorgnis – bei der Infektion einer Wunde an einer Hand oder einem Fuß. Hier kann jener rote Streifen entstehen, der dann irrtümlich für das Anzeichen einer Blutvergiftung gehalten wird. Wenn Erreger in eine offene Wunde eindringen, bildet sich an der Eintrittsstelle eine Entzündung. Dabei können die Erreger ganz unterschiedlicher Natur sein, und es kommt auch noch nicht zu einem ausgeprägten Krankheitsbild.

Die Entzündung ist die Reaktion des Körpers auf das Eindringen von Feinden. Die Stelle wird heiß und rot und sie schwillt an, denn die Reaktion besteht in einer vermehrten Blutfülle, durch die weiße Blutkörperchen an die Eintrittsstelle der Erreger gebracht werden. Die weißen Blutkörperchen töten die Erreger und zerfallen dabei. So entsteht Eiter.

An der Wunde selbst ist eine Infektion daran zu erkennen, dass die anfänglich abtrocknende Wunde erneut stark zu nässen beginnt. Die gelblich-bräunliche oder grünlich-bläuliche Absonderung riecht übel. Bei Hautabschürfungen entwickeln sich diese Absonderungen schneller, stärker und länger, dafür sind sie geruchlos. Kleinere Wunden reinigen sich durch Vereitern und Verschorfen.

Ein roter Streifen bildet sich häufig am Unterarm, wenn die entzündete Wunde an der Hand liegt. Die Lymphknoten in der Achselhöhle schwellen an. Ähnliches geschieht bei einer Verletzung am Fuß; hier sind es die Lymphknoten in der Leistengegend, die anschwellen. Wenn der Eiter abfließen kann und Arm oder Bein ruhig gestellt werden, gehen der rote Streifen und die Lymphknotenschwellungen schnell wieder zurück. Tritt Fieber auf, wird der Arzt Antibiotika verordnen.

Wenn die Infektion jedoch fortschreitet, kommt es tatsächlich zu einer allgemeinen – und gefährlichen – Blutvergiftung. Sie ist kompetent durch den Arzt zu bekämpfen.

Ernährung und Bewegung – unabdingbar für das Wohlbefinden

Je komplizierter ein System ist, desto störanfälliger ist es auch. Das gilt für die moderne Technik, aber auch für den Körper. Nachdem verdeutlicht wurde, wie vielfältig und zielorientiert das Lymphsystem organisiert ist, wird nun auch klar, welchen Einfluss es auf Wohlbefinden und Gesundheit hat und wie leicht es gestört werden kann, lange bevor die Störung zur Krankheit wird und ärztlich behandelt werden muss. Doch es gibt einiges, was jeder zur Behebung einer einfachen Störung des Lymphsystems und zur Vermeidung von Irritationen beisteuern kann. Generell gilt: Vorbeugen ist angesagt.

Störungen und Irritationen sind meist die Folge fehlender Bewegung. Weil die Venen besonders viel Arbeit zu leisten haben und der Transport der Lymphe in den Lymphgefäßen auch von den entferntesten Körperregionen und zum großen Teil gegen die Schwerkraft, also gegen das eigene Gewicht, wesentlich von Zusammenziehung und Dehnung der Venen abhängt, kommt auch der Pflege der Venen und ihrer Entlastung große Bedeutung zu.

Das Schlüsselwort heißt Bewegung. Wenn wir gehen oder laufen, werden im steten Wechsel bestimmte Muskelgruppen in den unteren Gliedmaßen angespannt und entspannt. Damit wirken die Wadenmuskeln auf die anliegenden, von unten nach oben Blut führenden Venen wie eine Muskelpumpe. Das Zusammenspiel wird deshalb auch Wadenmuskelpumpe genannt, obwohl auch die Oberschenkelmuskeln beteiligt sind und das Prinzip an allen Muskeln wirkt, wenn auch in weit geringerem Umfang.

Ist der Muskel angespannt, so presst er die benachbarten Venen zusammen und drückt das darin stehende Blut in Richtung Herz. Die Richtung wird durch die Ventilfunktion der Venenklappen bestimmt, die in gewissen Abständen in den Venen sitzen und ähnlich wirken wie die Klappentaschen des Lymphsystems (siehe Abbildung Seite 22). Jede Muskelanspannung hebt das venöse Blut also eine Etage höher. Entspannt sich der Muskel, so gibt er Raum frei, den die Vene ausfüllt. Dabei erweitert sich ihr Volumen und saugt den Inhalt des jeweils darunter liegenden Abschnitts durch die Venenklappe nach oben.

Streckenweise direkt parallel zu den Venen verlaufen die Lymphbahnen und profitieren so von den Bewegungen der Venen, von ihrer Dehnung und Zusammenziehung. Wie diese haben auch die Lymphgefäße Ventile, die den Rückfluss verhindern. Da sie aber nicht an den Herzkreislauf gekoppelt sind, erleben sie auch nicht dessen ständigen Druck und Sog. Allenfalls der sich bei der Atmung regelmäßig leerende Brustkorb wirkt saugend auf die Lymphe – doch auch Atmung wiederum wird wesentlich durch Bewegung beeinflusst, weil die Schnelligkeit, mit der wir Luft ein- und ausatmen, vom Sauerstoffbedarf des Herzens reguliert

> **Bewegung für den Darm**
> Der Dünndarm ist kein Sonderfall: Hier sind die Lymphgefäße, die vornehmlich Fett aus dem Darm abzutransportieren haben, stark abhängig von den Darmbewegungen, der Peristaltik. Die wiederum wartet ebenfalls auf Anregung durch allgemeine Körperbewegungen, die bekanntlich für die Verdauung überaus wichtig sind.

wird. Sind wir nach dem Endspurt ins Büro außer Puste, pumpt das Herz schnell, beim Mittagsschlaf auf der Couch entsprechend langsam.

Gleichzeitig übernimmt das Lymphsystem zusätzlich noch einen Teil der Arbeit, wenn die Venen unter ungewöhnlichem Druck stehen, weil der Rückfluss zum Herzen stockt. Das Lymphsystem wirkt wie ein Überlaufbecken. Läuft auch das über, so drückt die Flüssigkeit in den Zellzwischenraum und wird zum Ödem. Umgekehrt darf die Vene die Lymphbahn nicht entlasten, da eingedrungene Erreger sonst die Möglichkeit hätten, die Kontrollstelle Lymphknoten zu umgehen, direkt in die Blutbahn einzudringen und Verheerendes anzurichten.

In den Rückstauungen liegt das Problem. Als Folge von Bewegungsarmut entsteht ein Rückgang des Venen- und des Lymphstroms, es kommt zum Lymphstau mit Schwellungen und Verhärtungen des Gewebes, im schlimmsten Fall zur Hautschädigung und zum Geschwür. Die gestörte Haut ist anfällig für Pilze und Bakterien.

Wie ist das schon im Vorfeld zu verhindern? Durch eine regelmäßige Lymphdrainage natürlich, doch dazu gehört immer auch die Bewegung. Wer aus beruflichen Gründen viel sitzen oder stehen muss, sollte die Beine bei jeder sich bietenden Gelegenheit hochlegen. Das vermindert die Arbeit, die die Lymphgefäße – und Venen – gegen die Kraft der Erdanziehung leisten müssen. Richtiges Schuhwerk trägt ebenfalls viel dazu bei, dass die Muskelpumpen gut arbeiten können. Die hochhackigen Pumps der Damen etwa mögen deren Beine im Sinne eines künstlichen Schönheitsideals rank und schlank erscheinen lassen. Sie strecken zu diesem Zweck jedoch die Waden in einer Weise, die sie beim blut- und lymphefördernden An- und Entspannen behindern. Wer schon ständig stehen oder laufen muss, sollte wenigstens die entsprechenden Schuhe wählen, zum Beispiel als Verkäuferin und Serviererin, und einige Pausen einlegen, in denen – Etikette hin, Etikette her – die Füße hochgelagert werden, am besten auf eine Höhe mit dem Herzen.

Die Antwort auf die oben gestellte Frage nach den Möglichkeiten der Vorbeugung liegt mehrmals täglich offen auf dem Esstisch. Ernährung ist das zweite Schlüsselwort. Um das zu verstehen, sei daran erinnert, dass das Lymphsystem ganz wesentlich dem Abtransport von sogenannten Stoffwechselprodukten dient.

Landauf, landab wird in den Kommunen für Reststoffverwertung, Recycling, Abfallminderung und Mülltrennung geworben, der Umwelt zuliebe, damit nicht so viel Müll anfällt und die Natur entlastet wird. Wa-

Nachschub in die Zelle

Stoffwechsel ist der Oberbegriff für all das, was das Leben erst ermöglicht. Dabei tauschen alle Lebewesen, auch die Menschen, Stoffe mit ihrer Umwelt aus. Diese Stoffe werden in fester oder flüssiger Form aufgenommen: Das ist die Ernährung. Zum Stoffwechsel zählt aber auch der Gasaustausch, genannt Atmung, auch der als Kreislauf bekannte Transport aufgenommener Stoffe zur Zelle und zurück, der chemische Umbau dieser Stoffe in der Körperzelle und schließlich die Ausscheidung.

Die aus der Umwelt aufgenommenen Stoffe werden mit Hilfe von Sauerstoff zu Kohlensäure und Wasser abgebaut. Der Sauerstoff wird zuvor über die Lunge der eingeatmeten Luft entzogen. Die bei der Metabolisierung (Stoffwechsel) frei werdende Energie benötigt der Organismus zum Aufbau neuer Körpersubstanz, für die Bewegung der Muskulatur und für die Aktivität der Nerven.

---

rum übernehmen wir diese Idee nicht endlich auch für uns selbst? Denn nichts anderes als Ver- und Entsorgung findet mehrmals täglich auf dem Weg über Mund, Magen und Darm einerseits und über das Blutkreislauf- und Lymphsystem anderseits statt.

Die nötige Lebensenergie bezieht der Mensch von Eiweißen, Fetten und Kohlenhydraten. Vitamine, Mineralien und Spurenelemente sind für die Stoffwechselvorgänge, also die chemische Verarbeitung der aufgenommenen Nährstoffe Eiweiß, Fett und Kohlenhydrat, erforderlich. Und Ballaststoffe als unverdauliche Bestandteile der Nahrung benötigt der Körper für eine ordentliche Verdauung.

Der Energiebedarf des Menschen wird zu ungefähr sechzig Prozent durch Kohlenhydrate, zu zwanzig bis dreißig Prozent durch Fette und zu fünfzehn Prozent durch Eiweißstoffe gedeckt. Tatsächlich aber ist in der Nahrung, die in den Industrieländern verzehrt wird, dieses Mengenverhältnis nicht ausgewogen. Vom einen wird zu viel, vom anderen zu wenig gegessen, was im Extremfall trotz überquellender Tische zu Mangelerscheinungen führen kann. Dazu kommt ein allzu großes Stoffangebot an den Körper, das der gar nicht nutzen kann – der überschüssige Rest setzt sich als Körpermasse ab oder wandert, über das Lymphsystem, in den Müll.

Ein Erwachsener benötigt nicht mehr als höchstens fünfzig bis sechzig Gramm Eiweiß pro Tag, um körpereigenes Eiweiß in Form von Muskeln, Blut, Haut, Organen und Enzymen aufzubauen. Pflanzliche Eiweiße werden vom Körper in Aminosäuren, die kleinsten Bausteine, aufgespalten. Von diesen Aminosäuren gibt es zwei Dutzend, von denen einige aber nicht vom menschlichen Stoffwechsel gebildet werden können. Diese essentiellen Aminosäuren müssen mit der Nahrung aufgenommen werden.

Auch die sinnvolle Verwertung von Fetten ist begrenzt. Der benötigte zwanzig- bis dreißigprozentige Anteil von Fetten an der gesamten Energieaufnahme entspricht beim erwachsenen Menschen etwa vierzig

Gramm Fett. Die meisten nehmen jedoch unbemerkt viel mehr zu sich! Diese unerkannten Fettmengen sind Vitaminräuber, weil überschüssige Fette fettlösliche Vitamine aufnehmen, die dann ungenutzt wieder ausgeschieden werden. Im schlimmsten Fall kann das zu einer Vitaminmangelerscheinung führen, obwohl tatsächlich ausreichend Vitamine in der Nahrung vorhanden waren.

Tierische Fette oder gesättigte Fettsäuren kann der Körper selbst bilden; auf ihre Aufnahme kann man also weitgehend verzichten. Pflanzliche Fette oder ungesättigte Fettsäuren dagegen sind essentiell, können nicht selbst gebildet werden und sollten den tierischen Fetten in der Speise vorgezogen werden.

Kohlenhydrate, deren Anteil an den insgesamt benötigten Energiegrundstoffen vor allem für Gehirn und Nerven sechzig Prozent beträgt, sind demnach mit etwa hundert bis hundertzwanzig Gramm täglich an unserer Ernährung beteiligt. Als Zucker werden Kohlenhydrate schnell zur Weitergabe an die Zellen in das Blut aufgenommen, und als Stärke gelangen sie ebenfalls, wenngleich langsamer auf denselben Weg. Auch Ballaststoffe sind Kohlenhydrate, kommen jedoch nur in geringer Menge in das Blut und zu den Zellen und können dort auch nicht verwertet werden.

Erst seit der Jahrhundertwende ist die ungeheure Bedeutung der Vitamine bekannt, die deshalb auch als Namensbestandteil das lateinische Wort *vita*, das heißt Leben, enthalten.

Ähnliches gilt für Mineralstoffe, die, wenn sie nur in

Body Mass Index

Alle reden vom Übergewicht, doch was ist das eigentlich? Heute wird diese Frage meist mit Hilfe des »Body Mass Index« (BMI) und eines Taschenrechners beantwortet. Der Körpermassen-Index ist das Körpergewicht in Kilogramm geteilt durch die Körpergröße in Meter hoch zwei, oder als Formel ausgedrückt:

$$\frac{\text{Körpergewicht in kg}}{\text{Körpergröße in m}^2}$$

Der Normalwert sollte zwischen zwanzig und vierundzwanzig liegen. Ab einem BMI von fünfundzwanzig wird von leichtem Übergewicht gesprochen, ab dreißig ist eine Gewichtsverringerung empfehlenswert.

Wichtig ist eigentlich noch, welchen Anteil Fett, Muskulatur und Knochen am Gesamtgewicht haben. Dies kann mit einer bioelektrischen Impedanzanalyse ermittelt werden. Der Fettanteil sollte bei Männern nicht mehr als dreiundzwanzig, bei Frauen nicht mehr als siebenundzwanzig Prozent betragen.

Ein anderes, leicht selbst durchführbares Verfahren wird Taille/Hüfte-Quotient (T/H-Quotient) oder im Mediziner-Jargon »Waist-to-Hip-Ratio« (WHR) genannt. Der T/H-Quotient errechnet sich aus dem Körperumfang in Taillenhöhe geteilt durch den Körperumfang in Hüfthöhe. Bei Männern sollte das Ergebnis unter eins liegen, bei Frauen unter 0,85. Ein Taillenumfang von mehr als hundert Zentimetern ist allerdings unabhängig vom Quotienten erkennbar ungünstig.

Bei Kindern kann das Körperfett nur anhand der Hautfaltendicke, nicht mit Quotient oder BMI, gemessen werden.

winzigen Mengen benötigt werden, auch Spurenelemente genannt werden. Sie sind hierzulande bei halbwegs vernünftiger Ernährung in ausreichender Menge in den Nahrungsmitteln enthalten; Mangelerscheinungen können eigentlich nur bei Abmagerungsdiäten oder bei Alkoholmissbrauch auftreten.

Eine Ausnahme stellen Jod und Eisen dar – Jodmangel ist ein Grund für den Kropf, der eigentlich eine Schilddrüsenvergrößerung ist; und zu wenig Eisen in der Nahrung – etwa wegen konsequent fleischloser Kost – verursacht Anämie. Diese beiden Elemente, Jod und Eisen, sind je nach Bodenbeschaffenheit der Gemüseanbau- oder Trinkwassereinzugsgebiete in manchen Regionen Europas Mangelware und sollten dann durch gezielte Auswahl der Speisen oder durch zusätzliche Einnahme als Tabletten oder Saft aufgenommen werden.

Die richtige Ernährung hilft uns, gesund alt zu werden. Die chemische Fabrik unseres Körpers hat sich in den Millionen Jahren der Entwicklungsgeschichte in allen seinen Bereichen hoch spezialisiert; wer nun irritierende Ausgangsstoffe einschleust, stellt hohe Ansprüche an die Leistungsfähigkeit, denen nicht immer entsprochen werden kann, vor allem wenn schon andere Belastungen bestehen: Alter, Umwelt, womöglich chronische Erkrankungen. Blutkreislauf und das lymphatische System würden überstrapaziert. Die Ernährung kann auch ein wichtiger Bestandteil eines Behandlungsprozesses sein. Im Krankenhaus sorgt die entsprechende Diätküche für die richtige Zusammensetzung des Speiseplanes, zu Hause ist jeder für sich selbst verantwortlich.

Gilt es eine Wunde zu heilen, zehrt der Körper, um das Loch im Gewebe zu füllen, von der eigenen Substanz, wenn mit der Nahrung nicht ein gewisser Überschuss an Eiweiß aufgenommen wird.

Es lohnt sich also, sich bei jeder Erkrankung in Erinnerung zu rufen, welche Nahrungsmittel welche Funktion erfüllen und welche Erfahrungen mit den unterschiedlichen Speisen bereits gemacht wurden. Es können hier individuell natürlich sehr große Unterschiede bestehen. Grundsätzlich gilt: Der Körper verlangt sein Recht. Er teilt seine Bedürfnisse mit, indem er Appetit oder Abneigung gegenüber bestimmten Nahrungsmitteln entwickelt. Wer sein Gespür für diese indirekten Mitteilungen des Körpers nicht verloren hat, liegt selten falsch.

Selbst die Freude am Tröste-Bonbon ist eine Errungenschaft der Natur und die Konsequenz eines instinktiven Willens zu überleben: Es gibt keine Pflanze und keine natürlich vorkommende Nahrung, die gleichzeitig giftig und süß ist.

Wichtig und unverzichtbar als Nahrungsmittel ist Wasser, der Grundbestandteil von Blut und Lymphe sowie des gesamten Körpergewebes. Ein erwachsener Mensch sollte täglich mindestens zweieinhalb Liter Flüssigkeit zu sich nehmen, um den Wasserverlust der Entgiftungs- und Entsorgungszentrale Niere/Blase und die Wasserabgabe über Darm und Schweiß wieder auszugleichen. Sind Niere und Darm besonderen Beanspruchungen ausgesetzt, was bei fast jeder Erkrankung der Fall ist, so steigt der Wasserbedarf. Das heißt, Kranke müssen besonders viel trinken, Nierenkranke ihre Niere sogar regelrecht spülen. Auch Fiebernde verlieren extreme Mengen Flüssigkeit und lebenswichtige Mineralstoffe. Das gleiche geschieht bei Durchfall und Erbrechen.

Alkohol gehört dabei allerdings nicht zu den erforderlichen Getränken und sollte ebenso wenig wie Soßen, saftige Äpfel oder der Nachmittagskaffee zu den anrechenbaren täglichen Flüssigkeitsmengen gezählt werden. Vom Alkohol steht zwar fest, dass er, in kleinen Mengen genossen, keine gesundheitsgefährdende, ja vielleicht sogar eine förderliche Wirkung auf den menschlichen Organismus hat. Die Ursachen dafür sind jedoch unklar. Als Genussgift kommt dem Alkohol erwiesenermaßen keine belebende, sondern eine die Sinnesfunktion und Reaktionen verlangsamende Wirkung zu. Außerdem kann er zu echten Vergiftungserscheinungen führen.

Anders als Alkohol hat Nikotin eine erwiesenermaßen belebende Wirkung. Gleichzeitig wirkt es als starkes Gift aber auch auf den Kreislauf. Vor allem setzt es auf dem Weg über den Regelkreis der Hormone und über das Gehirn den Sauerstoffgehalt des Blutes herab, verringert also die Versorgung der Körperzellen. Auf die Verdauung wirkt Nikotin mit dem Ergebnis, dass die Verwertung der Nahrungsmittel unvollkommen bleibt – aus diesem Grund kommt es in der Umkehrreaktion fast immer zur Gewichtszunahme, wenn das Zigarettenrauchen aufgegeben wird. Mit dem Inhalieren des Rauchs geraten etwa viertausend unterschiedliche Schadstoffe in die Lunge. Ein Zusammenhang zwischen Lungenkrebs und chronischen Atemwegserkrankungen, auch bei passiv mitrauchenden Kindern rauchender Eltern, ist nachgewiesen.

Der Beschluss, sich aktiv mit dem lymphatischen System zu beschäftigen, muss konsequenterweise zur Aufgabe des Zigarettenrauchens führen. Das ist zunächst eine für die meisten Betroffenen sehr schwere Willensentscheidung, die jedoch leichter fällt, wenn die vorübergehende direkte Einnahme von Nikotin Entzugserscheinungen mindert oder ausschließt. Das hilft, die Gewohnheiten, die mit dem automatischen Griff zur Zigarette verbunden sind, zu ändern. Nikotin kann dabei aus einem Kaugummi oder einem Pflaster aufgenommen werden.

Der richtige Griff zur richtigen Zeit: Manuelle Lymphdrainage

Die Manuelle Lymphdrainage, lange Zeit verlacht und missachtet, hat in der Medizin inzwischen einen hohen Stellenwert erlangt. In einer Vielzahl von Heilungs- und Rehabilitationsprozessen wird heute Hand angelegt, wenn es gilt, gestörte Abflusswege zu öffnen oder den Abfluss zu erleichtern oder zu beschleunigen. Wer wann wie und wo bei oder nach einer Erkrankung oder körperlichen Verletzung eine Manuelle Lymphdrainage durchführt, bestimmt der Arzt. Ausgeführt wird sie von speziell dazu ausgebildeten Physiotherapeuten und Masseuren.

Doch was die können, können Sie auch – im Kleinen natürlich nur, zur Förderung des Wohlbefindens oder auch einfach zur Pflege der Gesundheit. Dabei sind jedoch bestimmte körperliche Zustände zu respektieren, bei denen eine Lymphdrainage zu Hause nicht ratsam ist.

Es gibt zwei ganz unterschiedliche Gründe für eine Lymphdrainage-Selbstbehandlung, wobei es egal ist, ob Sie sich selbst etwas Gutes tun wollen oder Ihrem Partner beziehungsweise Ihren Kindern.

Der erste Grund hat einen aktuellen Anlass: Es liegt eine Verletzung, ein Trauma oder ein Schnupfen vor, jemand hat Schmerzen. In diesem Fall wird die Lymphdrainage gezielt auf die Beseitigung dieses Schadens

Grenzen der Selbstbehandlung

Auf gar keinen Fall dürfen Sie die Lymphdrainage anwenden bei folgenden Erkrankungen oder Situationen:
- bei akuten bakteriellen Infektionen; es besteht die Gefahr, dass Keime ins Blut massiert werden.
- bei Ödemen nach Herzinsuffizienz; die erhöhte Herz-Kreislaufbelastung könnte zu einem Lungenödem führen.
- bei Tumoren oder nach Tumoroperationen; es könnten Krebszellen gestreut werden.
- bei Schilddrüsenproblemen; hier würde die Lymphdrainage am Hals, mit der man in der Regel beginnt, eine verstärkte Hormonausschüttung verursachen.
- bei Venenleiden und Thrombosen; ein Thrombus könnte sich lösen und in der Lunge zur Embolie führen.

Nur nach Rücksprache mit dem Arzt ist eine Lymphdrainage gestattet bei:
- Bronchialasthma,
- Hautveränderungen,
- niedrigem Blutdruck,
- chronischen Infektionen.
- Patienten mit einem Herzschrittmacher oder Schwangere sollten generell ärztlichen Rat einholen.

ausgerichtet und wieder eingestellt, sobald alles vorbei ist.

Hinter dem zweiten Grund steckt dieselbe Grundhaltung wie hinter dem Antrieb zu einer ausgewogenen und richtigen Ernährung sowie zu ausreichenden und

Lymphdrainage durch den Fachmann

Die Hand des erfahrenen Masseurs kann in vielen Krankheitsfällen, in denen das Lymphsystem in Mitleidenschaft gezogen wurde, die Gesundung beschleunigen. Andererseits weiß der Fachmann auf Grund seiner Spezialausbildung, in welchen Körperbereichen eine solche Massage das Gegenteil bewirken würde; das gilt ganz besonders für eine akute Venenentzündung und eine Thrombose.

Bei Magen- und Darmstörungen kann die richtige Lymphdrainage erfolgreich sein, wenn der Arzt zuvor die Art der Störung genau bestimmen konnte.

Narben, die nach Operationen gleich welcher Art und Indikation zurückbleiben, sind ein gutes Objekt für die Lymphdrainage. In der Umgebung dieser Narben kommt es sehr oft zu Lymphstauungen, weil Lymphgefäße durchtrennt wurden. Die Lymphdrainage kann den Lymphfluss wiederherstellen und das Narbenbild verbessern.

Auch die Heilung von offenen Stellen – Ekzemen, Wunden, offene Beine – wird durch eine Lymphdrainage gefördert. Das gleiche gilt für Knochenbrüche. Weitere Erkrankungen, bei denen der Arzt Lymphdrainage verordnet, sind Asthma, Rheuma, Gelenkentzündungen, Ödeme nach Bestrahlungen, Trigeminus-Neuralgien, Gürtelrosen, Hautverhärtungen, Hörsturz und Tinnitus sowie Sehnenscheidenentzündungen.

Ein besonderes Kapitel ist der Brustkrebs. Bei einer Brustkrebsoperation ist es oft erforderlich, Lymphknoten zusammen mit dem erkrankten Brustgewebe zu entfernen, weil sich in den Lymphknoten bei der Entsorgung des Körpers Krebszellen angesammelt haben bzw. haben könnten. Den durch die Lymphknotenentfernung verursachten Lymphstauungen kann durch Lymphdrainage unmittelbar nach der Operation weitgehend vorgebeugt werden.

ausgleichenden körperlichen Aktivitäten: der Wunsch nach einem guten Leben. Hier sind Disziplin und Regelmäßigkeit Voraussetzung, obwohl man auch das nicht zu ernst nehmen sollte, da sich sonst der Effekt leicht ins Gegenteil verkehrt.

Die Manuelle Lymphdrainage ist nichts anderes als eine spezielle Massagetechnik. Sie unterscheidet sich von anderen Techniken, mit denen der Masseur das Gewebe auf eine bestimmte Weise verformt, durch ihre Sanftheit. Es wird nur ein geringer Druck ausgeübt, schließlich soll ja nicht Muskelmasse geknetet, sondern der Ausstrom aus dem Gewebe gefördert werden, ohne den Zustrom zu behindern. Das macht ganz besondere Griffe erforderlich, über die im Einzelnen noch zu sprechen sein wird.

Die Griffe weisen vier Hauptkomponenten auf: Druckstärke, Druckzeit, Druckablauf und Druckperiode.

In der Druckstärke unterscheidet sich, wie schon erwähnt, die Manuelle Lymphdrainage am grundlegendsten von den vielen anderen manuellen Techniken der Physiotherapie. Die Druckstärke muss nämlich so gering sein, dass die in Blutbahn und Lymphgefäß transportierten Stoffe nicht mit Gewalt durch die Gefäß- und Zellwände gedrückt werden. Sie muss gleichzeitig so stark sein, dass durch Verschiebung des Haut- und Unterhautbereichs die Fähigkeit der Lymphgefäße beeinflusst wird, sich zusammenzuziehen.

Gewebsflüssigkeit ist eine träge Masse, bewegt sich also erst nach einer gewissen Zeit. Die erforderliche Druckzeit liegt deshalb bei mindestens einer Sekunde.

> ### Der Massage-Fahrplan
> - Fünf- bis neunmal pro Minute an jeder Stelle;
> - Danach wird ein neuer Massageort gewählt in Richtung vom Herzen weg (massiert wird dagegen – »ortsfest« – in Richtung auf das Herz zu);
> - Zwischen jedem Griff eine Pause von fünf bis sieben Sekunden einlegen;
> - Gesamtdauer der Lymphdrainage: dreißig bis fünfundvierzig Minuten.

Gleichzeitig muss der Druck stufenlos auf- und abschwellen. Dieser Druckablauf verhindert ebenfalls unerwünschte Flüssigkeitsbewegungen im Gewebe. Und schließlich ist für den Erfolg der Therapie noch die Druckperiode verantwortlich, worunter man die Häufigkeit der Griffe in einem bestimmten Rhythmus versteht, der sich als richtig und gut erwiesen hat.

Der Massagegriff in der Manuellen Lymphdrainage soll das »weiße Blut« in Richtung Herz befördern. Der Griffablauf ist deshalb eine Art Pumpbewegung, die einen Kreis oder eine Spirale, gelegentlich auch eine korkenzieherartige Figur beschreibt. Die Bewegung erfolgt deshalb manchmal in Richtung des Herzens, bisweilen auch in entgegengesetzter Richtung.

Während dieser in sich geschlossenen kreisförmigen Bewegung der massierenden Hände beziehungsweise der Hand wird ein unterschiedlicher Druck ausgeübt. Beobachten Sie die Hände und sprechen Sie im Geiste das Wort Lymphe aus: Bei »Lym-« verstärkt sich der

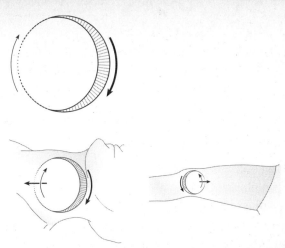

Im Laufe der im Uhrzeigersinn ausgeführten kreisförmigen Bewegung der Massage schwillt der ausgeübte Druck auf und ab. Die Massage beginnt bei »sechs Uhr«. Bis »zwölf Uhr« erreicht der – immer sanfte! – Druck den Höhepunkt, um dann bis »sechs Uhr« wieder abzunehmen. »Sechs Uhr« ist dabei herzzugewandt, »zwölf Uhr« herzabgewandt. Die Lymphe soll in die Richtung der geraden Pfeile geleitet werden.

Druck und verschiebt die Haut im ersten Halbkreis. Etwas weniger lang dauert der zweite Halbkreis, bei dem Sie die zweite Silbe »-phe« denken oder sagen und den Druck verringern bis auf null, wenn sich der Kreis schließt.

Generell wird immer von herzfern nach herznah massiert, also in Richtung auf das Herz zu. Der Rumpf und die Lymphsammelstellen im Rumpf werden, Abschnitt für Abschnitt nach außen wandernd, immer vor den Gefäßen in Armen und Beinen behandelt. Der Fachmann spricht hier von »zentral nach peripher«. Dadurch wird Platz geschaffen für die Lymphe, deren Abfluss in Richtung Herz ja verbessert werden soll. Die Lymphknoten bilden dabei die verschiedenen Abschnitte; sie sind in die Lymphbahnen eingebettet wie Perlen auf einer Schnur.

Es gibt vier Grundgriffe – und eine Variante –, die gleichermaßen in der physiotherapeutischen Praxis als auch zu Hause eingesetzt werden können.

Stehende Kreise

Diesen Griff werden Sie am häufigsten anwenden, denn er ist die Basis für die Entleerung der Halslymphknoten, die am Anfang jeder Sitzung steht.

Legen Sie vier Finger oder die ganze Hand so großflächig wie möglich auf die Haut der jeweiligen Körperregion und zeichnen Sie sanfte Kreise in Richtung Herz. Dabei wird die darunterliegende Ober- und Unterhaut dehnend verschoben. Nicht streicheln, sondern schieben!

Im Verlauf der Kreisform nimmt der Druck zu und nach dem ersten Halbkreis wieder ab, ohne dass in der neuen Nullphase der Hautkontakt abreißen darf. Dieser Stehende Kreis wird jeweils fünfmal an jeder Stelle ausgeführt.

In Hals- und Gesichtsbereich legen Sie, um in Stehenden Kreisen massieren zu können, beide Hände so über Kreuz unter dem Kinn an den Hals, dass die Zeigefinger unter dem Unterkiefer liegen. Die Daumen sind dabei abgespreizt. Die Zeigefingerkanten machen nun pumpende Kreisbewegungen auf die Ohren zu.

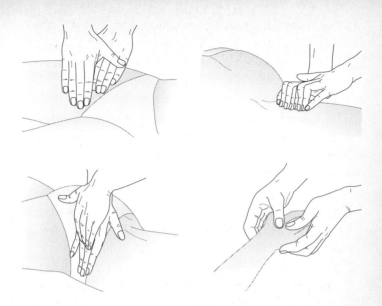

Hand- und Fingerhaltung bei Stehenden Kreisen an unterschiedlichen Körperstellen.

Um die Halslymphknoten zu entleeren, massieren Sie in Stehenden Kreisen mit vier flach aufliegenden Fingern, beide Hände übereinander gelegt.

Der Pumpgriff

Der Griff wird meist an Hand, Arm, Bein oder Fuß angewandt und geht aus dem Handgelenk heraus in eine Massagebewegung über. Sie umfassen locker die Extremität, das Handgelenk leicht angewinkelt. Die Finger der Hand liegen flach auf der Haut auf. Dies ist die Nullphase des Druckablaufs. Nun heben Sie das Handgelenk leicht an und senken es mit zunehmendem

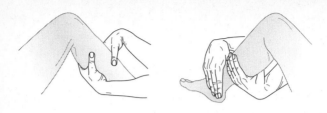

Der Pumpgriff erfolgt aus dem Handgelenk heraus.

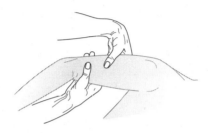

Für den Einsatz des Pumpgriffs an Arm oder Bein ist der Partner zuständig.

Druck rechtsdrehend wieder ab. Dabei wird die Haut leicht verschoben. Wenn der Druck am größten ist, liegt die Hand ganz auf.

So geht es Schritt für Schritt mit jeweils sieben Kreisen oder spiralförmig weiter in Richtung auf das Herz zu. Zur Verstärkung des Drucks können Sie die freie Hand auf die massierende legen.

Alternativ können Sie, falls Ihnen der Druck nur über die Finger zu anstrengend wird, diesen Massagegriff auch mit flach aufliegender Hand ausführen.

Der Schöpfgriff

Nur an den Unterarmen oder an den Unterschenkeln kommt der Schöpfgriff zur Anwendung, der seiner Technik wegen auf die Partnerbehandlung beschränkt bleiben muss; jedenfalls ist zur Eigenbehandlung eine nicht unerhebliche körperliche Gelenkigkeit nötig.
Bei diesem Griff wird eine Hand zur Abstützung des behandelten Gliedes benötigt. Die Technik entspricht im Prinzip dem Pumpgriff, doch kann der Patient seine eigene Hand betrachten, mit der er die Massage ausführt.

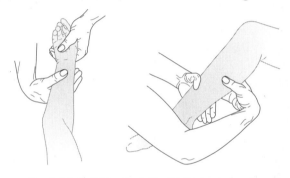

Der Schöpfgriff ist ideal für die Partnerbehandlung.

Der Sauggriff

Mit diesem Griff, der besonders für die großen Flächen des Körperrumpfes geeignet ist, üben Sie mit der ganzen Innenfläche der Hand und den vier flach aufliegenden Fingern eine Saugwirkung aus (siehe Abbildung *Stehende Kreise* Seite 63). Gleichzeitig wirkt der Handballen wellenartig pumpend. Auch hier spielt das Handgelenk die Hauptrolle. Der Sauggriff wird ein- oder beidhändig wechselweise ausgeführt.

Der Drehgriff

In der Ausgangsstellung liegt die Hand flach auf. Aus dieser Position heraus heben Sie den Handteller leicht an; die Finger haben Hautkontakt. Das ist die Nullphase. Jetzt gleiten Ihre Finger ohne Druck zur Körpermitte hin, der Daumen bleibt an Ort und Stelle. Nun wird die Hand unter Drucksteigerung langsam gesenkt und gedreht, wobei der Mittelfinger der Drehpunkt ist, bis die Hand in etwas anderer Stellung wieder flach aufliegt. Wenn Sie gleichzeitig den Daumen leicht anheben, verschiebt sich das Gewebe leicht in die Richtung, in der die Finger zeigen. Nun wird der Auflagedruck langsam verringert bis hin zur Nullphase, und der Ablauf beginnt von neuem. Dieser Griff wird sieben- bis neunmal angewandt.

Es wird empfohlen, sechs bis sieben Griffe pro Minute anzuwenden. Etwa in dieser Frequenz zieht sich das Lymphgefäß nämlich zusammen.

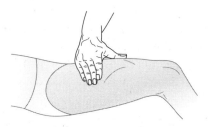

Beim Drehgriff wirken Finger und Daumen wie ein Zirkel.

Nun kann es fast losgehen. Zuvor aber noch einige allgemeine Regeln, die hier wie überall in der Heilmassage gelten: Lymphdrainage darf nicht wehtun. Die Massage darf keine Schmerzen hervorrufen, sondern muss immer als angenehm empfunden werden. Bleiben die Schmerzen trotz Änderung der Technik, brechen Sie die Lymphdrainage sofort ab. Das Gleiche gilt, wenn Sie als Selbstbehandler oder die von Ihnen behandelten Personen zu frieren beginnen oder Übelkeit auftritt. In diesem Fall bleiben die Behandelten ruhig liegen und nehmen ein Getränk zu sich. Es sollte unter der Massage auch nicht zu einer Rötung der Haut kommen, sonst haben Sie zu fest zugegriffen.

Wenn sie einen niedrigen Blutdruck haben, kann es zu leichtem Schwindel kommen. Auch jetzt legen Sie sich einige Minuten hin, trinken etwas und strecken zudem mehrmals die Arme von sich; dabei werden die Hände öfters geöffnet und geschlossen.

Grundsätzlich gilt: Sobald irgendwelche Beschwerden auftreten oder Sie Verspannungen bemerken, wird die Sitzung abgebrochen.

Eine eher angenehme Nebenwirkung der Lymphdrainage könnte sein, dass der Patient vor lauter Wohlgefühl einschläft. Die Entspannung ist dann umfassend und hat eine beruhigende Wirkung auf die Nerven.

Vor Beginn der Lymphdrainage vergewissern Sie sich, dass Sie in einer angemessenen Atmosphäre stattfindet. Dies ist zu Hause sicher leichter möglich als in einem Therapiezentrum. Und dazu gehört vor allem, dass der Raum angenehm warm und gut gelüftet ist.

Der Patient – auch Sie selbst, wenn Sie sich selbst behandeln – sitzt in einem Sessel, solange der Hals an der Reihe ist (was fast jedes Mal einleitend der Fall ist – warum, davon später). Anschließend wechselt er auf eine moderat harte Liege oder ein nicht zu nachgiebiges Bett. Eine Lymphdrainage findet nie unmittelbar nach dem Essen statt und schon gar nicht nach Alkoholgenuss.

Wann ist die beste Zeit für die Lymphdrainage? Wenn Sie sich entschlossen haben, Ihr Lymphsystem durch regelmäßige Massagen zu unterstützen und auf diesem Weg Ihr Wohlbefinden zu verbessern, können Sie den Zeitpunkt völlig frei wählen. Die Tageszeit spielt keine Rolle. Es sollte aber zum Ritual werden, zum Beispiel entweder morgens gleich nach dem Aufstehen oder abends zum Tagesabschluss die Lymphbahnen zu drainieren.

Wichtig ist, dass Sie Ruhe und Muße haben. Es ist sinnlos, in Hast und Aufgeregtheit zu massieren. Die Ruhe des Therapeuten muss sich auf den Behandelten übertragen können. Sind Sie beides in einer Person, entspannen Sie sich vor der Selbstbehandlung durch irgendeine angenehme Tätigkeit.

Ob Behandelnder oder Behandelter: Sie müssen sich gedanklich ganz auf die gerade bearbeitete Stelle konzentrieren, in sich hineinhören, sich treiben lassen. Wenn Ihr Partner Sie massiert, sollten Sie ihn Schmerz oder Wohlbehagen erkennen lassen, damit er darauf eingehen kann. Um sich treiben lassen zu können, ist es notwendig, die Massagegriffe regelrecht zu üben, um dann im Ernstfall nicht mit dem Buch in der Hand dastehen zu müssen.

Wichtig ist ferner, dass die Behandlung regelmäßig täglich durchgeführt wird. Wenn Ihnen eine Behandlung pro Tag zu lang dauert, machen Sie zwei kürzere täglich. Insgesamt benötigen Sie täglich mindestens vierzig Minuten für die Lymphdrainage: fünfzehn bis zwanzig Minuten für die jede Sitzung einleitende Behandlung des Lymphsystems am Hals, weitere zwanzig Minuten für die örtliche Massage.

Zu Beginn jeder Lymphdrainage entleeren Sie die Halslymphknoten. Dadurch wird das gesamte Lymphsystem angeregt. Sie legen dazu Ihre Hände, die Arme über Kreuz, flach unter den Ohren an. Die Finger liegen auf, die Daumen sind etwas abgewinkelt. Sehr sanft lassen Sie die Finger nun kreisen, indem die Hände gleichzeitig langsam und mit zunehmendem Druck pumpend zu den Schultern wandern. Abschnitt für Abschnitt arbeiten Sie sich so bis zur Schlüsselbeingrube vor, wo die Schaltzentrale des Lymphsystems liegt. Hier mündet die Lymphe des gesamten Körpers. Nun beginnen Sie von neuem, diesmal aber von der Kinnspitze ausgehend. Die Daumen der überkreuzten Hände sind jetzt zur Halsseite hin abgespreizt. In sanften Kreisen gelangen Ihre Hände wieder zu den Ohren.

Der nächste Ansatz bei dieser regelmäßigen Lymphdrainagen-Eröffnung liegt hinten am Hals unter dem Haaransatz, dort wo der Schädel sich zu teilen scheint. Sie massieren sich nun langsam abwärts, bis die Hände wieder beiderseits des Halses angekommen sind.

Nun wiederholen Sie den Vorgang bis zu den Lymphknoten in der Schlüsselbeingrube.

Zum Anschluss dieses ersten Teils jeder Massage greifen Sie mit den Händen, so weit Sie reichen können, über die Schulter zum Rückgrat und massieren ganz leicht bis zur Schlüsselbeingrube. Für diesen einleitenden Teil der Lymphdrainage lassen Sie sich etwa zwanzig Minuten Zeit.

Mehr Wohlbefinden von A bis Z

Arthrose
Unabhängig davon, wie weit die Arthrose bereits fortgeschritten ist, scheint sie durch die Lymphdrainage günstig beeinflusst zu werden. Am besten ist natürlich ein frühestmöglicher Beginn der Massage, denn dann lässt sich der Verlauf der Krankheit noch verlangsamen. Im Fall einer Hüftarthrose können Sie alle vier Griffe anwenden. Beginnen Sie, wie beschrieben, mit der Entleerung der Halslymphknoten. Auf einer Liege halb sitzend, halb liegend, massieren Sie nun zunächst in der Leistenbeuge.
Anschließend umfassen Sie Ihren Oberschenkel mit beiden Händen weit oben, in Höhe der Hüfte, und wenden den Pumpgriff oder seine Variante, den Schöpfgriff, an: sanft kreisend mit allen Fingern in Richtung Herz. Die Haut wird leicht verschoben, wobei die Hände jedoch an derselben Stelle bleiben. Auf dieselbe Art arbeiten Sie sich sodann bis zum Knie und bis zu den Lymphknoten in der Kniekehle vor.
Sie sitzen immer noch auf der Liege und haben die Beine leicht angewinkelt, wenn Sie nun an beiden Oberschenkeln gleichzeitig in Stehenden Kreisen massieren. Dazu legen Sie die Hände flach auf die Beine und massieren in leicht pumpenden Kreisbewegungen. Die Haut verschiebt sich dabei, doch die Hände bleiben lie-

gen. Die Kreise drehen sich immer in dieselbe Richtung: auf dem rechten Oberschenkel mit der rechten Hand rechtsherum, auf dem linken Oberschenkel mit der linken Hand linksherum. Nach mehreren Wiederholungen wird der nächste Stehende Kreis etwas tiefer angesetzt, bis die Knie erreicht sind.

Wollen Sie eine Kniearthrose durch Entlastung der Lymphgefäße günstig beeinflussen, gehen Sie ähnlich vor wie oben beschrieben. Überspringen Sie jedoch, nachdem die Lymphknoten in der Halsgegend und anschließend in der Kniekehle massiert wurden, den Oberschenkel in Hüfthöhe und gehen Sie gleich zum Knie über. Dazu legen Sie beide Hände um das Knie und bearbeiten intensiv zunächst die Lymphknoten in der Kniekehle, dann den Bereich um das Kniegelenk. Es folgen in derselben Weise mit dem – der Anatomie angepassten – Pumpgriff die Behandlung von Unterschenkel und Knöchel.

Zum Abschluss werden die Beine von unten nach oben ausgestrichen. Mit zwei weichen Bürsten streichen Sie von unten nach oben über die Beine, eine Übung übrigens, die Sie so oft wie möglich anwenden sollten; sie ist auch außerhalb der Lymphdrainage und besonders vor dem Zubettgehen sehr wohltuend.

Bitte beachten Sie: Vor Beginn einer Lymphdrainage wegen Arthrose muss der Arzt eindeutig abgeklärt haben, dass es sich um diese und nicht um eine andere Krankheit, etwa Arthritis handelt. Auch bei Krampfadern muss der Arzt zuvor entscheiden, ob eine Lymphdrainage im Bereich des Beines ratsam ist.

Bei Arthrose an Hüften und Beinen ist außerdem das Körpergewicht wichtig. Sie sollten sich also ausreichend bewegen. Dafür bietet sich Schwimmen an, denn es werden im Wasser die Gelenke entlastet.

Baby-Massage

Dass ein Baby gern gestreichelt wird, am liebsten auf der nackten Haut, weiß jede Mutter und jeder Vater. Doch eine Massage und auch die Lymphdrainage, die sich daraus ergibt, sind ein bisschen mehr.

Das Baby vor Ihnen ist unendlich hilflos und voll auf Ihre Liebe und Zuwendung angewiesen. Der kleine Körper hungert nach Hautkontakt. Durch die Berührung der Haut erreichen Reize über die Nervenbahnen das Gehirn und können damit sowohl die körperliche als auch geistige Entwicklung des Babys positiv beeinflussen. Was alle Eltern instinktiv tun, ist wissenschaftlich erwiesenermaßen richtig: Ein Kind liebevoll zu berühren und sanft hin und her zu wiegen ist bereits die Vorstufe der Baby-Massage. Dass die Baby-Massage so in das Interesse der Fachleute und Eltern gerückt ist, geht nicht zuletzt auf das Buch »Sanfte Hände« von Frédéric Leboyer zurück, in dem er auf die alte indische Tradition der Baby-Massage aufmerksam macht.

Behutsames Streicheln als erste Form der Baby-Massage ist schon im Brutkasten möglich. Zudem ist die Baby-Massage die ideale Möglichkeit zur Aufnahme des Körperkontaktes, zum Aufbau einer tiefen Eltern-Kind-Beziehung.

Sie hat dabei mehr mit Lymphdrainage als mit klassischer Massage gemeinsam, weil alle Bewegungen sanft und streichelnd ausgeführt werden. Der Zeitpunkt der Massage sollte so gewählt werden, dass das Baby weder hungrig noch extrem müde ist; vielleicht eine Stunde vor dem Schlafengehen. Das etabliert ein Ritual, das durch zärtliches Erzählen und Singen oder Summen noch abgerundet wird.

Für die Lymphdrainage sollte das Kind nackt sein. Achten Sie deshalb auf eine Raumtemperatur von etwa fünfundzwanzig Grad Celsius, um die Auskühlung des kleinen Körpers zu vermeiden. Wichtig ist ferner, dass Sie selbst keine verkrampfte Haltung einnehmen.

Zur Massage verwenden Sie ein reines Mandelöl, das zwischen den Händen gerieben wird, bis diese ganz warm sind, da das Baby die Berührungen dann besonders angenehm empfindet.

Sie werden bald merken, wie viel Spaß Ihr Baby bei der Massage hat oder ob ihm eine bestimmte Art des Streichelns nicht gefällt. Wichtiger als jede Technik ist jedoch die körperliche und seelische Verbundenheit mit dem Kind.

Eine reine Lymphdrainage sollte dem Fachmann überlassen werden, wenn dafür ein konkreter Anlass besteht – eine angeborene oder erworbene Krankheit etwa oder unzureichende Funktion der Venen oder des Lymphsystems. Mit Billigung des Arztes und nach Absprache mit dem Physiotherapeuten dürfen Sie dann die medizinisch bedingte Lymphdrainage jedoch durch ihre eigenen Streicheleinheiten ergänzen.

Beine

Stauungen in den Beinen sind nicht nur nach einem langen Tag weit verbreitet; sie können Begleiterscheinungen einer ernsten Erkrankung sein. Auch Krampfadern und ihre Behandlung durch Massage gehören in die Hand des Arztes beziehungsweise des erfahrenen Physiotherapeuten, sonst kann dabei mehr Schaden als Nutzen entstehen. Ansonsten sprechen Stauungen in den Beinen jedoch gut auf eine regelmäßige Lymphdrainage an; Ähnliches gilt für Zellulitis.

Angewandt werden hier die Stehenden Kreise, der Saug- und der Pumpgriff. Beginnen Sie, wie beschrieben, mit der Entleerung der Halslymphknoten. Auf einer Liege oder einem nicht zu weichen Bett halb sitzend, halb liegend, massieren Sie nun zunächst den Unterbauch seitlich der Beckenknochen. Mehrere Male bearbeiten Sie so den Unterbauch auf beiden Seiten mit beiden Händen gleichzeitig, die Ansatzpunkte nach und nach in Richtung Herz verlagernd. Dann umgreifen Sie mit beiden Händen den Oberschenkel und wandern hinab bis zum Knie. Nicht vergessen: Die Pumpbewegung ist dabei auf das Herz zu gerichtet.

Anschließend umfassen Sie Ihren Oberschenkel mit beiden Händen weit oben, in Höhe der Hüfte. Sie wenden jetzt den Pumpgriff oder seine Variante, den Schöpfgriff an: Sanft kreisend mit allen Fingern in Richtung Herz. Die Haut wird dabei leicht verschoben, die Hände bleiben jedoch an derselben Stelle. Auf diese Art und Weise arbeiten Sie sich sodann bis zum Knie und bis zu den Lymphknoten in der Kniekehle vor.

Sehr häufig sind auch Stauungen im Bereich der Knöchel, die deshalb ebenfalls behandelt werden müssen.
Und zum Abschluss werden die Beine wieder mit zwei weichen Bürsten von unten nach oben ausgestrichen.
Bitte beachten Sie: Stauungen in den Beinen, besonders in der Knöchelregion, können auch Anzeichen von Herz- oder Nierenproblemen sein. Deshalb muss Ihr Arzt diese Erkrankungen als Ursachen eindeutig ausschließen. Auch wenn Krampfadern vorhanden sind, sollte der Arzt entscheiden, ob eine Lymphdrainage im Bereich des Beines stattfinden darf.

Blähungen

Wenn Sie Blähungen als solche diagnostiziert haben, kann Ihnen eine sanfte Lymphdrainage des Oberbauches Linderung bringen. Krampfartige Schmerzen im Oberbauch deuten auf Gasstaus in einer Darmschlinge hin. Die engste Darmschlinge liegt im linken Oberbauch; eine etwas kräftigere Massage dieser Stelle eine Handbreit rechts oberhalb des Hüftknochens schafft sehr oft Abhilfe. Sie lässt sich leicht mit einer Lymphdrainage kombinieren.
Es kommen hier alle Grifftechniken zur Anwendung.
Sie beginnen die Lymphdrainage mit der Entleerung der Halslymphknoten. Wenn das ausreichend lange in allen Stufen geschehen ist, legen Sie die rechte Hand auf die linke Taille. Verstärkt durch die aufgelegte linke Hand, massieren Sie nun sanft in Richtung Herz. Beginnen Sie auf der linken Körperseite seitlich des

Beckens und machen Sie weiter in der Körpermitte. Dann massieren Sie kreisend oberhalb des Schambeins. Auf der rechten Körperseite massieren Sie neben dem Beckenknochen und abschließend in der rechten Taille. (Auf der rechten Seite nehmen Sie natürlich die linke Hand zur Massage und die rechte zur Druckverstärkung.) Für den Bauch wird die Grifftechnik der Stehenden Kreise benutzt.
Bitte beachten Sie: Länger anhaltende Darm- und Verdauungsbeschwerden müssen vom Arzt abgeklärt werden. Auch wenn Sie sich nicht sicher sind, dass es sich bei Ihrem Problem nur um Blähungen handelt, fragen Sie besser Ihren Arzt. Verdauungsbeschwerden – Verstopfung, Durchfall – sollten nicht durch rezeptfrei erworbene Medikamente bekämpft werden, die oft mehr Schaden als Nutzen bringen und die besonders bei längerer Einnahme von Übel sind. Stattdessen sind Korrekturen bei der Zusammenstellung der Speisen und Getränke sinnvoll. Im Fall einer Schwangerschaft darf der Bauch generell nicht massiert werden.

Erkältung

Wie jede Erkrankung sollte auch einer aufziehenden Erkältung gleich bei den ersten Anzeichen angemessen begegnet werden. Meist lässt sich so Schlimmeres verhüten.
Bei drohender Erkältung wenden Sie den Griff der Stehenden Kreise an. Sie beginnen die Lymphdrainage mit der Entleerung der Halslymphknoten. Nehmen Sie dann Ihren Nasenrücken zwischen Daumen und Zeige-

finger der rechten Hand – Linkshänder benutzen die linke – und massieren Sie ihn sanft kreisend in Richtung Herz. Probieren Sie aus, was Ihnen am besten und wohltuendsten erscheint: Vielleicht ein bisschen höher oder niedriger auf dem Nasenrücken, mit ein wenig mehr oder weniger Druck.

Beenden Sie dann die Sitzung, wie Sie sie begonnen hatten, nämlich durch die Entleerung der Halslymphknoten.

Bitte beachten Sie: Wenn Sie sich trotz der Lymphdrainage zunehmend zerschlagen fühlen, wenn sich die Infektion ausbreitet und Fieber hinzukommt, müssen Sie einen Arzt aufsuchen. Zögern Sie nicht, auch hier kann durch rechtzeitige ärztliche Behandlung ein weiteres Fortschreiten der Krankheit mit allen ihren Nachteilen verhindert oder zumindest verlangsamt werden.

Frauenprobleme: Brustspannungen und Menstruationsbeschwerden

Viele Frauen erleben vor dem Eisprung oder vor der Menstruation ein schmerzhaftes Ziehen oder eine unangenehme Spannung in der Brust. Hier kann die Lymphdrainage Abhilfe schaffen oder zumindest den Zustand verbessern.

Es kommen hier, je nach gerade massierter Körperstelle, alle Grifftechniken zur Anwendung. Sie beginnen die Lymphdrainage mit der Entleerung der Halslymphknoten. Anschließend führen Sie in der Achselhöhle vorsichtig und mit der flachen Hand die Massage im Pumpgriff aus, immer in Richtung Herz. Dann greift

Ihre Hand um die Brust derselben Körperseite und massiert sie, ebenfalls mit dem Pumpgriff, in Richtung Achselhöhle. Es folgt die andere Körperseite.

Bitte beachten Sie: Nutzen Sie diese Massage, um gleichzeitig routinemäßig ihre Brust auf Veränderungen zu prüfen – nicht täglich, aber doch zumindest monatlich. Jedes entdeckte Knötchen müssen Sie sofort Ihrem Arzt zeigen.

Bauchschmerzen vor oder nach dem Eisprung sind die Folgen von Verkrampfungen und Verspannungen im unteren Becken. Mit diesen Krämpfen gehen Lymphstauungen einher, was zusammengenommen zu den allmonatlichen Menstruationsbeschwerden führt. Sie lassen sich durch die Lymphdrainage gut auflösen. Betroffene Frauen berichten, dass sie mit Hilfe der Lymphdrainage das Eintreten der Menstruation beschleunigen und auch ihre Stärke verringern können.

Wenden Sie hier den Griff der Stehenden Kreise an. Sie beginnen die Lymphdrainage mit der Entleerung der Halslymphknoten im Sitzen. Bei der weiteren Therapie liegen Sie mit einer kleinen Stütze im Rücken, die Beine leicht angewinkelt da. Ihre Hände legen Sie beidseitig flach neben den Beckenknochen und führen mit ihnen sanfte, kreisförmige Bewegungen in Richtung Herz aus. Auch wenn Sie spüren, dass die Krämpfe nachlassen, bleiben Sie noch liegen und ruhen Sie sich aus.

Bitte beachten Sie: Besprechen Sie mit Ihrem Gynäkologen, dass Sie Ihre Menstruationsprobleme mit Hilfe der Lymphdrainage angehen wollen. Da die Massage während der Menstruation die Blutung verstärkt, wird nur vor der Menstruation massiert. Alle unklaren Bauchschmerzen, die Sie nicht sicher bestimmen können, müssen vom Arzt untersucht und behandelt werden.

Gesicht

Ein durch Allergien (oder aus anderen Gründen) verquollenes Gesicht ist dankbar für die Lymphdrainage. Auch bei müdem, welkem Teint, Tränensäcken und unreiner Haut zeigt diese Massage gute Erfolge.
Sie wenden hier die Stehenden Kreise sowie den Pumpgriff an.
Beginnen Sie die Lymphdrainage mit der Entleerung der Halslymphknoten. Mit beiden Händen, deren Fingerspitzen in Kinnmitte zunächst aneinander liegen, arbeiten Sie sich über den Unterkiefer und über die Lippen bis zu den Ohren vor. Nun massieren Sie den Nasenrücken von der Nasenspitze bis zur Nasenwurzel.
Der nächste Schritt führt zu den Wangen. Sie legen die Hände beidseitig auf und massieren sanft pumpend in Richtung auf die Lymphknoten unter dem Kinn zu.
Zwischendurch entleeren Sie erneut die Halslymphknoten wie im ersten Schritt einer jeden Lymphdrainage. Nun legen Sie die Hände flach über den Augenbrauen an und massieren mit beiden Händen gleichzeitig seitwärts zu den Schläfen. Und zum Abschluss folgt noch einmal die Entleerung der Halslymphknoten.
Bitte beachten Sie: Auch Stoffwechsel- und Hormonstörungen können zu unreiner Haut führen. Schwellungen im Gesicht können Wasseransammlungen sein,

die durch eine bislang unerkannte Herz- oder Nierenschwäche entstehen. Das sollte vor der Selbstbehandlung geklärt sein.

Haarausfall

Haarausfall kann viele Ursachen haben. Beim Mann ist Haarausfall eine hormon- und anlagebedingte Erscheinung. Da sich der Hormonspiegel im Laufe des Lebens ändert, tritt männlicher Haarausfall in der Regel erst mit zunehmendem Alter auf. Da dadurch auch der Stoffwechsel der Haarwurzeln verbessert wird, kann man versuchen, diesen Prozess mit Hilfe der Lymphdrainage zu verlangsamen oder seinen Beginn zu verzögern. Kreisrunder Haarausfall bei Männern oder Frauen wird auf allergische Reaktionen zurückgeführt. Auch Vergiftung oder Stoffwechselstörungen, desgleichen bestimmte Medikamente und Bestrahlungen können Haarausfall zur Folge haben. Verhältnismäßig harmlos und leicht zu beheben ist dagegen der Haarausfall wegen Vitamin- oder Mineralstoffmangel. Doch ganz egal, wo die Ursache liegt: Die Ernährung der Haarwurzeln und die Ver- beziehungsweise Entsorgung der Kopfhaut, in der sie wachsen, werden durch eine regelmäßige Lymphdrainage in jedem Fall gefördert.
Wenden Sie hier die Grifftechniken der Stehenden Kreise, den Saug- sowie den Pumpgriff an. Sie beginnen die Lymphdrainage wie immer mit der Entleerung der Halslymphknoten. Anschließend legen Sie die Hände flach vor den Ohren auf und pumpen als Erstes sanft in Richtung Ohren. Nun wechseln die Hände auf die

Stirn und über die Augen. Hier richtet sich die Massage auf die Schläfen aus. Im vierten Schritt werden die Handballen auf die Schläfen gelegt, die Finger über den Kopf. Mit der ganzen Handfläche massieren Sie nun kreisförmig die Kopfhaut. Anschließend bearbeiten Sie mit den Fingern die Kopfhaut, langsam am Mittelscheitel entlang wandernd und über den Hinterkopf bis hinunter zum Schädelansatz im oberen Nackenbereich. Von hier aus wandern die Finger sanft massierend weiter zu den Ohren.

Bitte beachten Sie: Lassen Sie einen Arzt herausfinden, was die Ursache Ihres Haarausfalls ist. Einen festgestellten Vitamin- oder Mineralstoffmangel gleichen Sie durch Änderung der Essgewohnheiten oder durch Einnahme entsprechender Präparate aus.

Halsschmerzen

Im Halsbereich finden sich besonders viele Lymphknoten, denn die Atemwege und die Speiseröhre sind der wichtigste und ständig durch Erreger gefährdete Zugang zum Körper. Dabei kommen der Nasenschleimhaut, auf der die Erreger aus der Luft abgesammelt werden, und den Rachenmandeln als Zentren der aktiven Immunabwehr entscheidende Aufgaben zu.

Sie wenden hier den Griff der Stehenden Kreise und seine Variante mit überkreuzten Händen an. Beginnen Sie die Lymphdrainage mit der Entleerung der Halslymphknoten. Anschließend legen Sie die Hände über Kreuz und massieren mit den Daumen mehrmals abwechselnd die Halslymphknoten. Nun gehen Sie mit den über

Kreuz liegenden Händen etwas tiefer nach vorne am Hals und massieren diesen sanft herzwärts. Tasten Sie sich an die Stellen heran, an denen eine Massage besonders wohl tut. Schon während der Behandlung werden Sie fühlen, wie sich Schleim absondert.

Bitte beachten Sie: Wenn Fieber eintritt oder die Mandeln rot und belegt, das heißt eitrig aussehen, suchen Sie einen Arzt auf. Eine eitrige Mandelentzündung sollte keinesfalls durch Lymphdrainage behandelt werden. Auch die vorne am Hals sitzende Schilddrüse darf nicht massiert werden.

Heuschnupfen

Die Heuschnupfen oder Heufieber genannte allergische Überreaktion der Schleimhäute auf Allergiestoffe – zum Beispiel Blütenpollen, Milben, Nüsse – befällt vornehmlich Nasenschleimhaut und Augen; sie beginnen zu jucken und zu »laufen« und sondern wässrigen Schleim ab. Der oder die Betroffene muss häufig niesen und hat gerötete, tränende und juckende Augen. Wichtig ist, die Lymphdrainage deutlich vor Beginn der Pollenflugzeit einzuleiten, also lange bevor die Beschwerden auftreten.

Sie wenden hier den Griff der Stehenden Kreise, den Saug- und den Pumpgriff an. Beginnen Sie die Lymphdrainage mit der Entleerung der Halslymphknoten. Anschließend legen Sie die Fingerspitzen beider Hände auf die Kinnmitte und bearbeiten den Unterkiefer unter und über den Lippen, sich seitwärts auf die Ohren zu bewegend. Jetzt nehmen Sie die Nasenspitze zwischen die Finger beider Hände und massieren den Nasenrücken sanft kreisend bis hinauf zur Nasenwurzel. Im vierten Schritt bedecken Sie die Augen mit den Fingern und die Wangen mit den Händen und führen den Pumpgriff mehrmals auf einer gedachten Linie bis unter das Kinn durch. Anschließend werden die Hände wieder auf die Augenbrauen gelegt und die Lymphbahnen seitwärts zu den Schläfen massiert. Den Abschluss bildet, wie stets bei Behandlungen am Kopf, die Entleerung der Halslymphknoten, mit der die Sitzung auch ihren Anfang nahm.

Bitte beachten Sie: Die Lymphdrainage ersetzt nicht sonstige medikamentöse Vorbereitung auf saisonbedingte Heuschnupfenanfälle.

Knochenbrüche

Körperteile, die einige Zeit ruhig gestellt wurden, sind für eine Wiederbelebung ihres Lymphsystems besonders dankbar.

Es werden hier je nach Situation alle Grundgriffe der Lymphdrainage angewandt. Sie beginnen die Lymphdrainage mit der Entleerung der Halslymphknoten. War der Arm gebrochen, eingegipst oder bandagiert, gehen Sie nun zur Achselhöhle über, indem Sie die Finger in die Höhlung legen und sanft auf der Stelle kreisend massieren. Das kann schon versucht werden, wenn der Gips noch nicht abgenommen wurde.

Nach einem Beinbruch werden nach der Entleerung der Halslymphknoten zuerst die Sammel-Lymphknoten in den Leisten behandelt. Das geschieht mit beiden Händen, die druckverstärkend mit den Fingern übereinander liegen. Von der Leistengegend wandert die Massage langsam bis zum Gips. Wichtig ist, auch das gesunde Bein zu massieren, denn auch dieses ist, selbst wenn nicht eingegipst, so doch in Mitleidenschaft gezogen. Sobald der Gips abgenommen ist, werden dann beide Beine auf Lymphstauung hin behandelt, wie es unter dem Stichwort »Beine« beschrieben wurde.

Bitte beachten Sie: Beginn und Umfang der Lymphdrainage müssen mit dem behandelnden Arzt abgesprochen werden.

Konzentrationsschwäche

Unruhe und Stress in Form einer psychischen Überanspannung sowie geistige und körperliche Überforderung können zu einem Zustand führen, bei dem die Konzentration nachlässt. Natürlich ist es unerlässlich, langfristig für Abhilfe zu sorgen, doch kann hier die regelmäßige Lymphdrainage eine wertvolle Hilfe sein, auch weil sie für eine gewisse Zeit zur Ruhe und zum In-sich-Hineinlauschen zwingt.

Sie wenden hier nach und nach alle Grundgriffe an. Beginnen Sie die Lymphdrainage mit der Entleerung der Halslymphknoten. Anschließend legen Sie beide Hände flach vor den Ohren an die beiden Seiten des Kopfes und pumpen, die Finger kreisend auf- und abschwellend bewegend, in Richtung Herz, also abwärts. Im dritten Teil dieser Sitzung platzieren Sie die Hände nun mit den Handballen kreisend auf den Wangen, während die Finger gleichzeitig über den Augen die

Stirn massieren. Anschließend werden die Hände so auf die Schläfen gelegt, dass die Finger in Richtung Scheitelmitte zeigen und dort Abschnitt für Abschnitt auf einer Linie zur Stirn hin arbeiten, bis sie diese wieder erreicht haben. Die gleiche Methode kommt dann in Richtung Hinterkopf zur Anwendung. Die Sitzung endet mit der Entleerung der Halslymphknoten.
Bitte beachten Sie: Zusätzlich zur Lymphdrainage sollten die unerwünschten Stressfaktoren gefunden und möglichst ausgeschlossen werden.

Kopfschmerzen

Wenn Kopfschmerzen durch Verspannungen und Verkrampfungen bedingt sind, ist die Lymphdrainage gut geeignet, die damit einhergehenden Stauungen aufzulösen und die Lymphe wieder zum Fließen zu bringen. Auch bei Migräne führt diese Methode manchmal zum Erfolg.

Es kommen hier die Grifftechniken der Stehenden Kreise, der Saug- und der Pumpgriff zur Anwendung. Achten Sie während der Sitzung einmal darauf, welche der Ansatzpunkte der Massage Ihnen die größte Erleichterung verschaffen; dort verweilen Sie etwas länger.

Sie beginnen die Lymphdrainage nun mit der Entleerung der Halslymphknoten. Dann legen Sie beide Hände flach vor den Ohren an die beiden Seiten des Kopfes und pumpen mit den Handballen kreisend auf- und abschwellend in Richtung Herz. Im nächsten Schritt platzieren Sie die Hände rechts und links der Nase auf dem Gesicht und massieren mit den Fingern von der

Stirn über die Augen in Richtung Ohren, immer wieder neu ansetzend. Anschließend massieren die Finger den Nasenrücken auf beiden Seiten. Nun liegen die Handballen auf den Schläfen und die Finger greifen über den Kopf. Mit der ganzen Handfläche wird die Kopfhaut massiert. Danach liegen die Hände oberhalb der Augen auf der Stirn und streichen kreisförmig, zu den Schläfen hin pumpend. Bevor zum Abschluss die Entleerung der Halslymphknoten folgt, massieren Sie mit den Fingern auf einer gedachten Linie am Kopfscheitel entlang. Die Hände umfassen dabei den Kopf.

Bitte beachten Sie: Bevor Sie beginnen, sich durch Lymphdrainage selbst zu behandeln, muss Ihr Arzt die Ursache Ihres Kopfschmerzes abklären. Liegt eine organische Erkrankung vor, ist Massage grundsätzlich nicht angebracht. Gelegentlich kommt es, besonders bei Migränekranken, auch zu einer Verschlimmerung. Manchmal werden durch Lymphdrainage Migräneschübe erst ausgelöst, die im Lauf der regelmäßigen Behandlung dann aber zurückgehen.

Luftwegsinfekte

Wird die Atmung behindert, ist das ein besonders beklemmendes, gelegentlich beängstigendes oder sogar bedrohliches Gefühl. Das ist regelmäßig der Fall, wenn ein Infekt der oberen Atemwege besteht oder durch äußere Umstände wie Tabakrauch oder Dämpfe eine besonders starke Reizung der Schleimhäute eintritt. Eine Lymphdrainage verschafft hier Erleichterung.

Es kommen hier die Grifftechniken der Stehenden Kreise und die Variante der gekreuzten Hände zur Anwendung. Sie beginnen die Lymphdrainage mit der Entleerung der Halslymphknoten. Danach legen Sie die Hände auf die Brust und massieren langsam und tief in den Brustraum hinein. Die Hände liegen zur Druckverstärkung übereinander, denn diese Lymphdrainage ist auf Grund der ungewohnten Haltung ausnahmsweise besonders kraftaufwendig. Sie ist erfolgreich, wenn Sie schon nach kurzer Massage Schleim abhusten können. Nun liegen beide Hände gegeneinander gerichtet auf dem Brustkorb. Die gespreizten Finger drücken tief in die Rippenzwischenräume und massieren dort.

Bitte beachten Sie: Sie können das Ergebnis noch verbessern, wenn Sie zu Beginn der Sitzung auf den oberen Rücken und auf die Brust eine wärmende Salbe auftragen. Hilfreich ist ferner – nicht nur während der Massage – der Aufenthalt in gut belüfteten Räumen, wobei die Luft nicht zu trocken sein sollte. Um das zu verhindern, stellen Sie eine Wasserschale mit einem ätherischen Öl zum Verdunsten auf Heizung oder Ofen.

Verstopfte Nase

Heizungsluft und Klimaanlagen trocknen die Schleimhäute der Nase oft so sehr aus, dass sie chronisch verstopft sind. Eine feuchte Nasenschleimhaut ist jedoch die Voraussetzung für eine effektive Abwehr von Erregern, die über die Atemluft eindringen wollen. Durch die tägliche Drainage der Lymphbahnen im Nasenrücken schwellen die Nasenschleimhäute ab und werden wieder feucht.

Wenden Sie die Technik der Stehenden Kreise an. Ausnahmsweise beginnt diese Behandlung nicht mit der Entleerung der Halslymphknoten.

Wenn Sie beim Aufwachen feststellen, dass eine Nasenseite verstopft ist, drehen Sie sich so zur Seite, dass die freie Nasenseite unten ist. Nun nehmen Sie den oberen Nasenrücken zwischen Daumen und Zeigefinger und massieren auf derselben Stelle so lange, bis Sie Erleichterung verspüren und die Luft frei durchströmen kann. Manchmal schließt sich dann prompt die andere Nasenseite. In diesem Fall drehen Sie sich auf die andere Seite und wiederholen die Prozedur. Testen Sie aus, wo der Punkt liegt, an dem die Massage am besten hilft: höher oder tiefer auf dem Nasenrücken. Abschließend werden nun die Halslymphknoten entleert.

Bitte beachten Sie: Die Behandlung hat nicht immer bereits beim ersten Mal Erfolg. Wenn nach der Nasen-Massage eine versteckte, möglicherweise sogar fiebrige Infektion oder starke Erkältung durchbricht, sollten Sie sich in ärztliche Behandlung begeben.

Nervosität

Nervosität hat individuelle Ursachen. Im Rahmen der Selbstbehandlung lässt sich ihre Bekämpfung allerdings nicht so weit differenzieren, dass eine komplexe Therapie möglich wäre; sie gehört in die Hand des erfahrenen Arztes oder Psychologen. Bei der Selbstbehandlung sollen daher nur Massage-Abläufe angewendet werden, die unter dem Beschwerdestichwort »Konzentrationsschwäche« geschildert sind.

Ohrenschmerzen

Nase und Ohren sind durch feine Kanäle zwischen dem Nasen-Rachen-Raum und dem Mittelohr miteinander verbunden. Über diese Röhrchen findet der Druckausgleich statt, der für den Gleichgewichtssinn und die Orientierung des Menschen verantwortlich ist. Wie wichtig er ist, erkennt man besonders gut, wenn er nicht funktioniert: Jeder, der einmal mit einer auf Grund einer Erkältung verstopften Eustachischen Röhre – so heißt diese Kanalverbindung – eine Flugreise machte, kennt die starken Schmerzen im Mittelohrbereich, wenn das Flugzeug bei Start und Landung die Höhe wechselt und der Druckausgleich nicht stattfinden kann. Ein, zwei Ohrentropfen tun da übrigens Wunder. Sie gehören auch immer ins Bordgepäck, wenn Kleinkinder reisen, denn deren Eustachische Röhre ist besonders schnell verstopft, weil die Körperchen im Nasenschleim denselben Umfang haben wie bei Erwachsenen, die Röhre hingegen wachstumsbedingt deutlich enger ist und daher schneller verschleimt. Nicht Angst vorm Fliegen lässt Babys an Bord so herzzerreißend brüllen, sondern fehlender Druckausgleich.

Doch zurück zu den Ohrenschmerzen. Wegen der direkten Verbindung zwischen Ohren und Nase muss, wenn das Mittelohr infiziert ist, zur Regeneration stets auch die Nase massiert werden (siehe unter »Verstopfte Nase«).

Sie setzen hier am besten die Grifftechniken der Stehenden Kreise, den Saug- und den Pumpgriff ein. Be-

ginnen Sie die Lymphdrainage mit der Entleerung der Halslymphknoten. Zunächst behandeln Sie dann die Ohren direkt, indem Sie die Hand flach auflegen und sanft kreisend massieren. Nun verschieben Sie die Hände vor die Ohren und bearbeiten diese Stelle in derselben Weise. Anschließend massieren Sie mit den Fingerkuppen Punkt für Punkt rund um die Ohren, besonders lange unter den Ohrläppchen. Zum Abschluss folgt noch einmal die Entleerung der Halslymphknoten.
Bitte beachten Sie: Eine akute Ohrentzündung ist eine ernste Erkrankung, die Sie nicht ohne Arzt zu heilen versuchen sollten.

Prellungen

Als stumpfe Traumen werden Verletzungen bezeichnet, die nicht zu einer offenen Wunde führen. Derartige Verstauchungen und Prellungen reagieren sehr gut auf die Lymphdrainage.
Ort und Griff dieser Massage hängen aus konkretem Anlass von der Stelle des Körpers ab, die eine stumpfe Verletzung erlitten hat. In der Abbildung auf Seite 15 ist die Lage der Lymphbahnen und der Lymphknoten angegeben; daran orientieren Sie sich nun bei der Massage. Den passenden Massagegriff wählen Sie je nach Topografie der betreffenden Körperstelle. Sie beginnen mit der Lymphdrainage an einem Punkt, der im Verhältnis zum Verletzungsort näher am Herzen liegt. Damit regen Sie den Lymphstrom an und schaffen in Lymphbahnen und Lymphknoten Platz für das Material, dessen Abtransport vom Ort der Verletzung Sie er-

reichen möchten. Bearbeiten Sie dann Lymphknoten für Lymphknoten durch sanft kreisende Pumpbewegungen, wobei Sie sich langsam der verletzten Stelle nähern. Wenn Sie besonders zart arbeiten, können Sie auch die verletzte, geprellte oder verstauchte Stelle selbst massieren.

Bitte beachten Sie: Eine offene Wunde darf niemals durch Massage direkt behandelt werden. Massiert wird nur auf den Lymphbahnen zwischen Wunde und Herz. Die Massage darf nicht schmerzhaft sein. Stellt sich kein Wohlgefühl ein, sollte sie nicht fortgesetzt werden. Falls der Schmerz stärker wird oder Sie sich nicht sicher sind, ob nicht doch ein Knochen gebrochen ist, sollten Sie unverzüglich einen Arzt oder die Ambulanz eines Krankenhauses aufsuchen.

Schlafstörungen

Für Schlafstörungen gilt dasselbe wie für das Beschwerdebild der Nervosität. Die Auslöser können sehr vielfältig sein, Hilfe bringt letztlich nur die Beseitigung der Ursachen. Inzwischen können Sie sich jedoch etwas Erleichterung verschaffen, indem sie sich mit einer Lymphdrainage selbst behandeln, wie sie unter dem Stichwort »Konzentrationsschwäche« beschrieben ist.

Sehnenscheidenentzündung (Tennisarm)

Einseitige und monotone Belastung führen zu einer Entzündung der Sehnenscheiden, also der Ummantelung der Sehnen, jener Röhrchen, in denen die Sehnen sich bewegen. Meist ist eine Hand oder – als »Tennisarm« – ein Arm betroffen. Eine Lymphdrainage gleich bei den ersten Anzeichen kann hier überaus hilfreich sein.

Es kommen alle Grifftechniken zur Anwendung. Sie beginnen die Lymphdrainage mit der Entleerung der Halslymphknoten. Anschließend nehmen Sie sich den betroffenen Arm vor. Dazu fassen Sie mit vier Fingern in die Achselhöhle und massieren dort in Form von Stehenden Kreisen. Dann bearbeiten Sie entweder kreisförmig auf der Stelle massierend oder spiralförmig wandernd – zum Herzen hin massieren, vom Herzen weg wandern! – den Bereich von der Achselhöhle bis hin zum Ellbogen. Nun streichen Sie die Lymphknoten der Außenseite des Ellbogens auf dieselbe Weise aus wie zuvor die der Achselhöhle. Jetzt ist der Unterarm an der Reihe, der wie der Oberarm behandelt wird. Danach nehmen Sie das Handgelenk in die Hand und massieren um das Gelenk herum. Den Abschluss bilden Finger und Daumen, die jeder für sich in kleinen Kreisen massiert werden, bevor Sie den Arm von unten nach oben ausstreichen.

Bitte beachten Sie: Hält der Schmerz an, sollten Sie sich in ärztliche Behandlung begeben.

Sportbeschwerden

Wenn ein Sportler müde wird und erschöpft wirkt, haben die Mediziner eine komplizierte Erklärung für die Vorgänge im Körper auf Lager, bei denen viele Schritte aufeinander folgen. An allen ist die Zwischenzellflüssigkeit als Nahtransportmittel zwischen kapillaren

Blutgefäßen und Körperzelle entscheidend beteiligt, und somit auch das Lymphsystem. Jede Behandlung einer Muskelermüdung nimmt deshalb in der Regel mit einer Manuellen Lymphdrainage ihren Anfang. Auf diese Weise werden die Zellzwischenräume entlastet und geräumt.

Sie wenden hier den Griff der Stehenden Kreise an. Zunächst werden wieder die Halslymphknoten entleert. Es folgt dann zunächst die Bearbeitung der Lymphknoten am Körperrumpf, die Sie mit Hilfe der Abbildung auf Seite 15 leicht auffinden können.

Eine Lymphdrainage kann gut zur Standardentspannung nach regelmäßigem Sport, etwa nach der wöchentlichen Tennisrunde werden. In diesem Fall empfiehlt es sich, auch gleich noch die unter dem Stichwort »Sehnenscheidenentzündung« beschriebenen Drainagen vorzunehmen. Wer Fußball spielt, wendet die Techniken unter dem Eintrag »Beine« an.

Steißbeinprellung

Eine Prellung des Steißbeins ist überaus schmerzhaft. Damit der Schmerz nicht unnötig lang anhält und womöglich noch durch eine Schwellung, die beim Sitzen zusätzlich wehtut, verstärkt wird, ist eine umgehende Lymphdrainage sinnvoll.

Sie wenden den Griff der Stehenden Kreise sowie den Pump- und den Sauggriff an. Die Lymphdrainage beginnt mit der Entleerung der Halslymphknoten. Anschließend legen Sie sich hin und drehen sich in eine Position, in der Sie das Steißbein mit einer Hand erreichen können; die andere Hand ruht in der Leiste. Nun massieren Sie oberhalb der Schmerzstelle Punkt für Punkt und immer neu in Richtung auf das Steißbein zu ansetzend. Üben Sie dabei nicht zu viel Druck aus, das würde den Schmerz nur verstärken. Wechseln Sie die Liegeposition, damit Sie nun mit der anderen Hand in umgekehrter Richtung kreisend massieren können.

Bitte beachten Sie: Vor Beginn der Selbstbehandlung sollten Sie abklären, ob ein Bruch des Steißbeins auch wirklich ausgeschlossen ist.

Zahnschmerzen

Wird ein Zahn gezogen, bleibt eine sich langsam schließende Wunde zurück. Hier hilft die Lymphdrainage, sowohl die Heilung voranzubringen als auch den Schmerz zu lindern.

Zur Anwendung kommen die Grifftechniken der Stehenden Kreise sowie der Pump- und der Sauggriff. Sie beginnen die Lymphdrainage mit der Entleerung der Halslymphknoten. Mit übereinander gelegten Händen massieren Sie nun die Lymphknoten unter dem Kinn. Die Zeigefinger liegen dabei am Unterkieferknochen an. Beim zweiten Schritt liegen die Daumen unter dem Unterkiefer an. Die Hände ruhen auf den Wangen, wo die Finger in sanften, kreisenden Bewegungen massieren. Den Abschluss der Behandlung bildet eine erneute Entleerung der Halslymphknoten.

Bitte beachten Sie: Zunehmender Schmerz kann auf eine Wundinfektion hindeuten; in diesem Fall sollten Sie den Zahnarzt aufsuchen.

Wickeln, Drücken, Bandagieren: technische Hilfen bei Lymphstau – und andere Tipps

Die bei der Lymphdrainage angewandte manuelle Massage besteht aus einer sanften Verschiebung der Oberhaut gegen die Unterhaut. Durch das Ausarbeiten der Lymphknoten, wo das oberflächliche Lymphgefäßsystem mit dem tieferen verbunden ist, wird die Lymphe in ihren ursprünglichen Bahnen aktiviert. Neben der Beseitigung von Lymphstauungen werden durch die Drainage gleichzeitig auch Immunzellen in der Lymphe in Bewegung gesetzt.

Die Massage muss nicht unbedingt von Hand ausgeführt werden. Zu den klassischen Maßnahmen gehören auch Kompressionsverbände und Kompressionsstrümpfe. Viele bekommen schon einen Schreck, wenn sie diese Begriffe nur hören, und sehen sich in hässliche Bandagen gewickelt.

In der Tat haben komprimierende Verbände eine beachtliche Wirkung, die der Laie einer solchen einfachen Heilmaßnahme oft gar nicht zutraut. Die Verbände müssen allerdings auf eine bestimmte Weise von Fachpersonal angelegt werden, oder es müssen die Betroffenen so gut geschult werden, dass sie die Verbände eigenhändig anlegen können. In der Heilbehandlung zählt die Kompressionsbandage neben der Manuellen Lymphdrainage zur Komplexen Physikalischen

Entstauungstherapie (KPE); hinzu kommen Hautpflege und Bewegungstherapie.

Beim Anlegen eines Kompressionsverbandes wird der Gewebedruck in allen Bereichen des Armes oder des Beines erhöht. Dadurch verändert sich im Kapillarbereich die Geschwindigkeit von Stoffversorgung und Entsorgung. Ist die Bandage fachgerecht angebracht, werden die arteriellen Gefäße nur wenig eingeengt. Das Fassungsvermögen der Venen wird dagegen geringer, der Durchmesser der Venen sinkt, wodurch die Strömungsgeschwindigkeit wächst. Weil gleichzeitig auch die Durchlässigkeit der Blutkapillaren gegenüber Eiweißen herabgesetzt wird, wird die lymphpflichtige Last verkleinert und damit die Arbeit des Lymphsystems erleichtert – Eiweiße werden bekanntlich über die Blutgefäße zum Zellzwischenraum gebracht, können aber nur über die Lymphgefäße wieder abtransportiert werden.

Die Anlage der Kompressionsbandage ist Sache des Fachmanns und Bestandteil einer konkreten, verordneten Heilbehandlung. Sie erfolgt weniger aus dem Wunsch nach größerem Wohlbefinden heraus oder als Erste-Hilfe-Maßnahme. Deshalb soll hier auch nicht näher darauf eingegangen werden.

Anders verhält es sich mit Kompressionsstrümpfen. In der Heilbehandlung spielen sie, ebenso wie andere Fertigbandagen zum Beispiel für die Arme, nur in der Nachbehandlung eine Rolle. Der Fachmann bemängelt an ihnen, dass sie an den entscheidenden Stellen aus produktionstechnischen Gründen zu wenig Druck aus-

Lange Flüge, eine Belastung für die Beine

Der Flug in die Ferien, der schnellste Weg an den Urlaubsort. Kurz vor der Landung wollen Sie Ihre Schuhe wieder anziehen, doch sie passen nicht mehr. Was ist passiert?

Auf Grund der beengten Platzverhältnisse vor allem bei Charterflügen oder in der Touristenklasse sackt die Körperflüssigkeit nach unten in die Beine und kann mangels Bewegung nicht angemessen zurück in Richtung Herz gepumpt werden. Füße und Beine schwellen an, es kommt zu leicht erkennbaren Ödemen. Hier hilft die Lymphdrainage, die während des Urlaubs und nach der Heimkehr fortgesetzt werden sollte.

Das Versacken des Blutes in die Beine begünstigt zudem das Zusammenklumpen von Blutkörperchen zu einem Blutpfropf, *thrombus* genannt, der an einer Engstelle der Venen eine Verstopfung verursachen und damit zur Thrombose führen kann. Diese Thrombose-Gefahr kann noch fünf Tage nach Ende eines Langstreckenfluges bestehen. Besonders gefährdet sind natürlich Menschen mit Venenerkrankungen, aber in gewissem Umfang auch generell alle Fluggäste über vierzig, Übergewichtige, Personen mit einem Beingips oder kurz nach einer Operation, Herzschwache, Krebskranke, werdende Mütter und Frauen, die Zigaretten rauchen und die Pille nehmen.

Flugmediziner raten in diesen Fällen, Stützstrümpfe zu tragen und jede Gelegenheit zur Bewegung an Bord zu nutzen, auch im Sitzen, etwa durch An- und Entspannen der Muskeln. Außerdem sollten Sie viel trinken – allerdings keinen Alkohol – und möglichst die Beine nicht übereinander schlagen, denn das führt zu zusätzlichem Gefäßstau.

üben. Wie dem auch sei: Wer an Wohlbefinden und Vorbeugung denkt, sollte Kompressionsstrümpfe nicht außer Acht lassen.

Stewardessen einer deutschen Fluglinie, die ja von Berufs wegen ständig auf den Beinen sind, haben als Teilnehmerinnen an einer Studie nachgewiesen: Stützstrümpfe sind nicht nur äußerst gesund, sie können auch modisch sein, zumindest modisch unauffällig. Vierundachtzig Prozent der Flugbegleiterinnen, die über müde, schwere Beine und Besenreiser klagten, gaben bereits nach vierzehntägigem Tragen von Stützstrümpfen an, dass sie weniger Beschwerden hätten.

Stützstrümpfe wirken ähnlich wie Kompressionsbandagen. Ihr leichter Druck (Kompression) gibt den Venen Halt und damit auch den mit ihnen zusammenarbeitenden Lymphgefäßen. Die sanfte Massagewirkung aktiviert und unterstützt die Gefäßfunktion.

Ödeme schaden dem gesamten umgebenden Gewebe und dem Bereich, der ja, gäbe es den Flüssigkeitsstau nicht, über diese jetzt verstopfte Stelle versorgt würde. Ödeme müssen verhindert werden. Dem dient die Lymphdrainage.

Eine Möglichkeit, der Ödem-Entstehung vorzubeugen, haben Arzneimittelforscher in der Pflanzenheilkunde gefunden. Zu den Stoffen, die dabei eingesetzt werden, gehört der Rosskastanienextrakt (Aescin), die unter anderem aus Buchweizen oder dem japanischen Schurbaum gewonnenen Rutoside sowie bestimmte Bestandteile des Mäusedorns und des Steinklees.

Am besten untersucht sind die Rosskastanienextrakte.

> **Modisches, das auf die Lymphbahnen drückt**
> Vielfach unterschätzt werden die Auswirkungen, die so manches modische Design der Kleidung auf das Lymphsystem haben kann.
> Zu einer mechanischen Behinderung des Lymphstroms in der Schulterregion kommt es beispielsweise, wenn Frauen mit ausgeprägter Oberweite den Ehrgeiz haben, Büstenhalter und Sommerkleid mit möglichst schmalen Spaghetti-Trägern anzuziehen. Diese Träger schnüren dann unter Umständen tief in die Lymphgefäße ein und pressen sie zusammen, so dass sie dann ihre Aufgabe nicht mehr erfüllen können. Ähnliches gilt für alle anderen einengenden Kleidungsstücke auch, wie Hosen und Schlüpfer mit engen Beinöffnungen, ein Problem, das oft auch schon kleine Kinder betrifft.

Doch auch für Präparate mit Rutosiden gilt für Arzneimittelspezialisten der Nachweis als erbracht, dass sie – zumal in Kombination mit Kompressionsverbänden – Ödeme verhindern können. Pflanzliche Mittel zur Vorbeugung von Ödemen gelten als gut verträglich. Wechselwirkung mit anderen Medikamenten und Nebenwirkungen sind gering.

Die Selbstbehandlung, wie sie in diesem Buch beschrieben wird, kann immer nur einen Teil dessen leisten, wozu der professionelle Helfer in der Lage ist. Wer nicht das Durchhaltevermögen oder die Ruhe und Zeit hat, sich einer täglichen Lymphdrainage zu unterziehen, der wird sich selbst vielleicht einmal ein Schönheitswochenende oder den Aufenthalt auf einer Schönheitsfarm gönnen, oder er mag einfach einen Kuraufenthalt oder die Familienferien dazu nutzen, den Erholungswert durch eine professionell ausgeführte Manuelle Lymphdrainage, besser noch: durch eine ganze Serie solcher Massagen zu optimieren.

Fremdenverkehrsorte in jeder Region bieten diese Dienste an; manche haben sich nachgerade darauf spezialisiert. Jedes Reisebüro weiß darüber Bescheid, und am Ferienort angekommen, hilft die Touristeninformation oder die Kurverwaltung weiter.

Auf jeden Fall muss der Physiotherapeut, in dessen Hände Sie sich begeben wollen, die Zusatzbezeichnung »Manuelle Lymphdrainage« tragen. Dasselbe gilt, wenn Sie an Ihrem Wohnort die Dienste des Fachmanns in Anspruch nehmen wollen.

Welche Bedeutung das Körpergewicht auf die Bildung von Ödemen hat, wurde schon besprochen. Neben der richtigen Ernährung in Form einer ausgewogenen Mischkost zählt ausreichend Bewegung zu den Zutaten für persönliches Wohlbefinden und gute Laune. Sich einfach in irgendwelche Aktivitäten zu stürzen ist jedoch nicht jedermanns Sache. Viele brauchen Anregung oder einfach nur die Gesellschaft Gleichgesinnter. Gelegenheiten dazu gibt es, wie der aufmerksame Zeitungsleser schnell feststellen wird, allerdings genug.

Profis in Sachen gesundheitsfördernder Bewegungstechniken sind die Krankengymnasten. Obwohl ihre Berufsbezeichnung ja eigentlich einen Krankheitszustand für ihre Inanspruchnahme voraussetzt, stehen sie natürlich auch allen mit ihrer Dienstleistung zur Verfügung, die eigeninitiativ etwas zur Vorbeugung tun wollen. Darüber hinaus lässt sich bei der Krankengymnastik erlernen, was man zu Hause für seine Bewegung und seine relative Beweglichkeit tun kann, wie sie zu verbessern und wie zu erhalten ist. Durch gezielte krankengymnastische Übungen kann man Muskeln aufbauen, die den natürlichen Lymphstrom fördern. Weitere unterstützende Maßnahmen können die Reflexzonenmassage und aus der fernöstlichen Medizin Akupunktur und Moxibustion sein.

Dem Erfindungsreichtum des Menschen sind bekanntlich keine Grenzen gesetzt, und in aller Regel sollten die einfallsreichen Überlegungen dazu dienen, sich das Leben leichter zu gestalten – oder es zumindest andere glauben zu machen. Lästig war körperliche Arbeit schon immer, zumal wenn sie erzwungen ist, und auch die Massage zum Zweck der Lymphdrainage kann so eine kräftezehrende Tätigkeit darstellen. Dementsprechend wird seit geraumer Zeit überlegt, wie diese Tätigkeit des rhythmischen Massierens, der ein gewisser Zwang zur Routine nicht abgesprochen werden kann, durch Medizintechnik zu ersetzen wäre. Das Ergebnis sind Manschetten für Arme oder Beine, die mit der unterschiedlichsten Technik ausgestattet sind, die aber alle nach dem gleichen Grundprinzip wirken.

Die Intermittierende Kompression funktioniert so: In dem Gerät, das Arm oder Bein voll umschließt und nur Hand oder Fuß frei lässt, wird eine Druckwelle erzeugt, die sich mit regelmäßigen Unterbrechungen (intermittierend) und abschnittsweise auf die innenliegende Extremität auswirkt. Die dabei verwendete Manschette besteht aus einem System mehrerer sich überlappender Luftkammern in einer gemeinsamen Ummantelung. Bei der Behandlung werden die Luftkammern von herzfern nach herznah eine nach der anderen mit Luft gefüllt, und zwar auf eine Weise, dass die nächste Kammer erst dann beschickt wird, wenn die vorhergehende gefüllt ist. In allen bleibt der Luftdruck erhalten, bis auch die letzte Kammer gefüllt ist, dann werden alle gleichzeitig entleert. Nach einer gewissen Pause beginnt das Ganze von neuem, und so fort. Es entsteht auf diese Weise eine sanfte Gleitwelle, die einen therapeutischen Effekt erzielen soll.

Die Überlegung hinter der mechanischen Lymphdrainage ist folgende: Ist das Bindegewebe erschlafft, verpufft ein nicht geringer Teil des Drucks der Muskelpumpe. Die Lymphe fließt trotz Bewegung ebenso wenig wie das venöse Blut. Die Schlackstoffe verbleiben dann im Körper, genauer gesagt in den Fettzellen. Ein schwaches Bindegewebe kann aber leider nicht mehr das leisten, was sein Name eigentlich sagt: Es bindet und hält die Haut nicht mehr richtig zusammen.

Schon nach der ersten Behandlung von etwa zwanzig Minuten, behaupten die Anhänger dieser Technik, werden vor allem die Knöchel der Sprunggelenke entstaut. Es entsteht ein Leichtigkeitsgefühl, ein Wohlbefinden in den Beinen. Der Umfang von Oberschenkel, Po und Taille soll sich ebenfalls verringern.

Neben den Behandlungsmanschetten für Arme, Beine,

Füße und Hüfte, die zudem miteinander kombiniert werden können, gibt es auch die Bauchdeckenmanschette. Sie wurde nach der naturheilkundlichen Lehre von Dr. F. X. Mayr entwickelt und soll stimulierend auf den Dünndarm wirken.

Die Lehrbücher der Physiotherapeuten halten diese Geräte je nach Anwendungszweck allerdings nur für bedingt brauchbar. Auf jeden Fall, so sagen sie, muss in der Heilbehandlung die Manuelle Lymphdrainage der maschinellen vorangehen. Vor allem liefen die Patienten bei Selbstbehandlung Gefahr, Gegenanzeigen zu übersehen oder zu verkennen, also Krankheitsbilder oder Situationen, bei denen von der Intermittierenden Kompression mit einem technischen Gerät absolut abzuraten ist.

In diesem Kapitel wurden die Möglichkeiten skizziert, eine Pflege und Verbesserung des Lymphsystems durch professionellen Einsatz zu erreichen. Der Selbstbehandlung werden oft nicht nur durch das eigene Wollen oder durch die Tatsache Grenzen gesetzt, dass die Manuelle Lymphdrainage Teil einer Heilbehandlung oder Folgebehandlung ist, etwa nach einem Unfall oder nach einer großen Operation. Generell fördert die regelmäßig selbst vorgenommene Lymphdrainage Wohlgefühl und Wohlbefinden, weil sie die Kräfte des Körpers zur Selbstreinigung stärkt und unterstützt. Es gibt jedoch genügend Fälle, in denen ganz klar von einer Lymphdrainage abgeraten werden muss; sie sollte dann nicht einmal von einem Physiotherapeuten oder von diesem nur auf Grund seiner Fachkenntnisse in ganz spezieller Form durchgeführt werden. Diese Fälle wurden schon einmal aufgezählt (siehe Seite 57), es sei ganz eindringlich noch einmal daran erinnert...

Neben der Bewegung haben zudem Atmung und Körpertemperatur Einfluss auf das Lymphsystem. Wie bereits beschrieben, wirkt auch das ständige Füllen und Leeren der Lunge und die Atembewegung des Bauches auf den Flüssigkeitstransport von unten nach oben wie eine Pumpe. Der Effekt einer höchstmöglichen Ein- und Ausatmung lässt sich noch in weit abliegenden Fußvenen nachweisen. Deshalb wird bei der Behandlung des Lymphödems auch gezielt Atemtherapie betrieben. Dieses Wissen lässt sich nutzen, indem das Lymphsystem durch kräftige Atmung unterstützt wird. Man setzt oder legt sich also zumindest während der Lymphdrainage so hin, dass Oberkörper und Bauch sich frei bewegen können. Bewusstes tiefes Atmen – ohne zu übertreiben – erhöht die Durchflussgeschwindigkeit des Lymphgefäßes.

Die Motorik der Lymphgefäße ist unter anderem auch von der Temperatur der Umgebung abhängig. Steigt die Temperatur in der Lymphgefäßwand auf neununddreißig bis einundvierzig Grad Celsius – also auf Fieberhöhe –, dann nehmen die Kontraktionen der Gefäßwand zu. Gleichzeitig kommt es bei örtlicher oder bei allgemeiner Überwärmung zu einem verstärkten Flüssigkeitsaustritt in den Zellzwischenraum. Lokale künstliche Wärme ist somit bei einem Ödem schädlich. Das gilt bereits, wenn bei der Manuellen Lymphdrainage durch zu feste Griffe und durch Reibung Wärme erzeugt wird – sanft soll es deshalb zugehen. Andererseits wird durch aufgetragene Kälte der Abtransport von Eiweißen unterbunden. Deshalb ist eine sanfte Massage mit Eiswürfeln bei Verstauchungen und Quetschungen sehr sinnvoll.

Ganz generell und ohne dass ein Ödem oder andere körperliche Beschwerden bereits vorhanden sind, hilft der Wechsel von warmer zu kalter Umgebungstemperatur, die Blutgefäße elastisch zu halten und damit auch die Arbeitskraft der benachbarten Lymphgefäße zu verbessern. Wie erwähnt, gehört die Temperaturregulierung des Warmblüters Mensch zu den Hauptaufgaben des Blutkreislaufs. Wärme wird bei Bedarf aus dem Körperinneren an die Oberfläche – und umgekehrt – transportiert. Wenn die Körpertemperatur wegen einer Erkrankung fieberhaft steigt, wird die Hitze zur Haut abgeleitet; der austretende Schweiß verdunstet und hinterlässt dabei Verdunstungskühle.

Wenn ein Stoff – also auch der Stoff, aus dem die Blut- und die Lymphgefäße sind – abkühlt, zieht er sich zusammen, wird er erwärmt, dehnt er sich aus. Das ist einer der Gründe, weshalb der Hitze der Sauna und dem anschließenden eiskalten Tauchbad ein hoher Vorbeugewert zugemessen wird.

Aber es muss natürlich nicht unbedingt die Sauna sein. Die morgendliche Wechseldusche ist da sehr wirksam. Manch einer schwört auch auf das »Tau-Treten« auf dem Rasen hinterm Haus, früh am Morgen, wenn die Nachbarn noch nicht zuschauen und das Gras noch nass ist vom nächtlichen Tau oder Regen: Mit bloßen

Füßen, aber ansonsten warm gekleidet, schreitet der Tau-Treter langsam über seinen Rasen, bei jedem Schritt die Knie hochziehend. Abgeschaut hat er sich diese Übung bei Pfarrer Sebastian Kneipp, dem »Erfinder« der Wasserkur. Die Kneippschen Güsse sind – fast – immer kalt. Das ist nicht jedermanns Sache, aber eine seit langem anerkannte und in vielen Kurorten praktizierte Heilmethode. So manches davon ist auch zu Hause machbar. Die erweiterte Form des Tau-Tretens ist das Wassertreten in einem Behältnis, in dem das Wasser bis an die Waden oder darüber reicht. Dazu eignet sich zur Not auch ein einfacher Putzeimer; oder beim nächsten Spaziergang ein Bach oder Tümpel. Immer gilt auch hier: Je frischer das Wasser und je kürzer die Anwendung, umso besser. Die Füße müssen zu Beginn aber gut warm sein.

Eine weitere Alternative ist beispielsweise eine Waschung, die ganz anders vonstatten geht wie das Ritual, das gemeinhin der Reinigung dient, und die am besten morgens vor dem Aufstehen vorgenommen wird. Sinnvoll ist dabei ein Partner als Helfer. Ein vierfach gefaltetes, grobporiges Handtuch – kein Schwamm – wird in frisches kaltes, nach Wunsch auch in abgestandenes, temperiertes Wasser getaucht und ausgewrungen, bis es nicht mehr tropft. Dann waschen Sie sich von Kopf bis Fuß ab, schlüpfen in Nachthemd oder Schlafanzug und gehen wieder ins Bett, ohne sich abzutrocknen. Gut zudecken bis zum Hals! Dort bleiben Sie, bis Sie wieder völlig durchwärmt sind. Sie sollten allerdings nicht schwitzen, außer die Waschung dient der Bekämpfung einer Erkältung. Dann wird sie halbstündlich wiederholt, bis schließlich der Schweiß ausbricht. Sie können auch Teilwaschungen vornehmen beziehungsweise vornehmen lassen und dem Wasser geringe Mengen Kräuter zusetzen.

Auch Bäder gehören zu den Kneippschen Anwendungen, die über Kälte und Wärme den Kreislauf in Schwung bringen. Diese Bäder sind in der Regel kalt. Der Badende selbst sollte allerdings gut durchwärmt sein. Es ist also widersinnig, die Vorbereitungen schon halb entkleidet zu treffen. Wenn das Wasser, das vielleicht schon am Abend zuvor in die Wanne eingelassen und am Morgen dann wohl temperiert ist, bereitsteht, ziehen Sie sich schnell aus. Das Bad selbst dauert nur wenige Sekunden, so lange, bis sich Wohlgefühl und Rötung der Haut einstellen. Unbedingt müssen Sie sich nun nacherwärmen, entweder durch einen Spaziergang oder indem Sie in das warme Bett zurückkehren. Bis auf die Haare wird auch nach einem Kneippschen Bad nichts abgetrocknet, streifen Sie das Wasser nur etwas vom Körper ab.

Vielfältig, aber zu Hause schwer zu verwirklichen, sind alle Formen von Wassergüssen, die nach Kneipp immer im satten Strahl erfolgen. Sie können praktisch jeden Körperteil besonders anvisieren, sie können eiskalt oder heiß sein und sind in ihrer Spezialisierung eine Wissenschaft für sich. Leichter realisierbar sind da die Güsse nach der Sauna, die vielerorts die Tauchgänge ersetzen oder ergänzen. Dazu ist nur zu beachten, dass der Körper immer von außen nach innen abgespritzt werden soll, also zuerst die Füße und Beine, dann die Hände und Arme und zuletzt erst Kopf und Rumpf. Das widerspricht zwar dem Prinzip der Lymphdrainage, demzufolge erst Raum gemacht werden soll für den rückströmenden Inhalt der Gefäße. In diesem Falle aber ist der Aufbau des Temperaturgefälles von den äußersten Körperstellen zu zentralen Organen wie dem Herzen wichtiger.

Wie die Waden dem Herzen helfen

Mit seiner notorischen Bewegungsarmut, die häufig beruflich bedingt ist, zu der aber auch die angeborene Bequemlichkeit verführt, verstößt der Mensch gegen seine eigene Natur; er ist nämlich – stark vereinfacht in das System der Lebewesen eingeordnet – ein Raubtier. Stets war er Jäger und Gejagter zugleich und musste gut laufen können. Daraus ergibt sich heute folgendes Problem: Der Mensch hat gleichsam den Motor und das Chassis eines Rennwagens, der, ständig auf dem Parkplatz stehend und bestenfalls für den abendlichen Autokorso eingesetzt, total unterfordert ist.

Im gesamten Körpersystem hängt jedoch eines vom Funktionieren und von der Aktivität des anderen ab. Dabei muss man noch gar nicht an das Absterben einer Körperzelle denken, wenn sie nicht hinreichend versorgt wird und die Stoffwechselprodukte nicht abtransportiert werden. Vielmehr sei erneut auf das Zusammenspiel verwiesen, das zwischen benachbarten Muskeln und Organen herrscht.

Beobachten Sie doch einmal Ihre Darmtätigkeit. Eine wichtige Komponente für eine gute Verdauung ist neben der Auswahl der Speisen und Getränke die körperliche Bewegung. Wenn die Beine beim Spaziergang einem regelmäßigen Bewegungsablauf unterliegen, bewegen die zuständigen Muskeln nicht nur die Gliedmaßen selbst, sondern indirekt auch den Darm. Dieser Rhythmus, in dem sich der Körper beim Fußmarsch befindet, regt die Peristaltik der Darmwände an, ebenfalls in Bewegung zu geraten.

Noch wichtiger ist diese Bewegung für die Venenpumpen in den Beinen. Während in den Arterien etwa zwanzig bis fünfundzwanzig Prozent unseres gesamten Blutes in Richtung Endverbraucher gepumpt wird, befinden sich in den Venen die übrigen fünfundsiebzig bis achtzig Prozent. Die Venen fungieren dabei als eine Art Druckausgleichsbehälter des Systems. Das bedeutet aber auch, dass beim langen Stehen nach dem Gesetz der Schwerkraft viel Blut in die unteren Venen absinkt. Wenn Sie sich nun aufrichten, nachdem Sie eine Weile gelegen hatten, sackt ein halber Liter Blut in die Venen ab. Das führt dann dazu, dass Ihnen beim schnellen Aufstehen aus dem Bett schwindlig wird: ein vorübergehender Blutmangel im Gehirn.

Andererseits reicht der Druck, der vom Herzen noch bei den Beinvenen ankommt, vielleicht im Liegen gerade noch aus, um das Venenblut voranzutreiben. Da wir uns aber öfter in aufrechter als in liegender Haltung befinden, fällt es dem zurückfließenden Blut schwer, die Schwerkraft zu überwinden.

Hier kommt nun die Wadenmuskelpumpe ins Spiel. Sie funktioniert natürlich nur, wenn die Wadenmuskeln auch benutzt werden, also beim Gehen, Laufen, Springen, Radfahren, Schwimmen. Durch die bei Bewegung angespannten Muskeln der Wade und teils auch des Oberschenkels werden die benachbarten Venen zusammengepresst und entleert. In den aufsteigenden Gefäßen befinden sich die Venenklappen, die die Venen als Ventile in Abschnitte einteilen. Bei jedem Schritt wird nun das venöse Blut von Ventil zu Ventil gepumpt.

Wenn also Bewegung derart wichtig ist, warum schreit dann der Körper nicht laut, wenn sie ihm fehlt? Sobald wir müde sind, müssen wir gähnen, auf eine Verletzung folgt der Schmerz. Nur bei ungenügender Bewegung erfolgt meist keine direkte Reaktion. Hier lässt sich wiederum mit der Raubtiermentalität des Menschen argumentieren. Kein jagendes Tier wird sich in freier Wildbahn je freiwillig viel und schnell bewegen, wenn es nicht um Beute – oder Fortpflanzung – geht. Sobald es gefressen hat, wird nicht gejagt, sondern geruht. Anders der Mensch. Der jagt noch weiter nach Beute, selbst wenn er satt ist, und nimmt die dann auch noch zu sich. Unglücklicherweise wurde das Missverhältnis zwischen Aufwand und Ertrag im Laufe der Jahrtausende, vor allem aber – in den Industriestaaten – in den letzten hundertfünfzig Jahren, noch vergrößert, weil die Jagd körperlich immer einfacher, die Beute immer nahrhafter wurde. Dieses Missverhältnis wirkt sich bis in die letzte Körperzelle aus. Ihr wird mehr Nahrung zugeführt, als sie benötigt und verarbeiten kann, was bedeutet, dass ein Teil einfach zurückgeht – aber eben nicht an den Lieferanten Blut, sondern an den Müllentsorger Lymphe.

Die Lymphe muss die Entsorgung mit übernehmen, weil die Blutkapillaren die Lieferung nicht wieder aufnehmen können; die Einzelteile sind zu groß und zu zahlreich. Dieser Teil der zurückzuführenden Stoffe und Stoffwechselprodukte wird deshalb die lymphpflichtige Last genannt. Dazu zählen die Flüssigkeit (Wasserlast), die Zell-Last – sie besteht unter anderem aus den Zellen der Immunabwehr –, die Eiweißlast und die Fettlast. Das Gemeine dabei ist: Was nicht verzehrt wurde, wird zum Teil in Fett umgebaut und in Depots angelegt. Das macht sich in Leibesumfang und Körpergewicht bemerkbar und ist eigentlich eine sinnvolle Einrichtung – wenngleich etwas überholt. Sie stammt aus der menschheitsgeschichtlichen Epoche des Jägers, als es noch sinnvoll war, für Notzeiten und Kälte durch ein Fettpolster gewappnet zu sein.

Doch die selbstverschuldete Überfütterung führt nicht nur zu Übergewicht, sondern auch zur Überlastung des lymphatischen Systems. Die Folge: Sie fühlen sich irgendwie unwohl. Doch das wird oft erst dann einsichtig, wenn regelmäßige Selbstbehandlung mit Manueller Lymphdrainage der Entwässerung und Entschlackung auf die Sprünge geholfen haben und das Wohlbefinden wiederhergestellt ist.

Generell tut dosierte Anstrengung gut. Die gewünschte biologische Wirkung tritt dabei auch dann ein, wenn Sie sich nicht völlig verausgaben. Die regelmäßige Belastung knapp unterhalb der Leistungsgrenze ist besser und wirkungsvoller als eine einmalige, stundenlange Anstrengung bis zum Umfallen. Deshalb wenden gute Sporttrainer – aber auch Möbelpacker und vielleicht ja Sie selbst – einen Trick an: Beim Treppensteigen wird absatzweise eine Pause eingelegt.

> **Venenblut und Lymphe**
> Zur Erinnerung: In den Venen wird – außer zwischen Lunge und Herz selbst – das Blut zum Herzen zurückbefördert. Unmittelbar neben den Blutgefäßen, streckenweise sogar in denselben Scheiden wie diese, verlaufen die großen Lymphgefäße. Diese werden von den benachbarten Arterien bei jedem Herzschlag und von den Venen durch den Fluss des venösen Blutes zur eigenen Transportaktivität angeregt.

Altmodisch klingt das Wort »Frühsport«, doch ist gerade diese Form der allmorgendlichen Aktivität zusammen mit der anschließenden Lymphdrainage hochaktuell und geeignet, sich in wenigen Wochen körperlich fit zu machen. Wer sich angewöhnt, den Tag mit einigen gymnastischen Übungen zu beginnen, tut sich und seinem Stoffwechsel viel Gutes. Dabei kann sich jeder nach eigenem Geschmack ein kleines Programm zusammenstellen. Wichtig dabei sind Regelmäßigkeit und Konsequenz, nicht die Dauer der Übungen. Lassen Sie sich deshalb nicht zu falschem Ehrgeiz verleiten. Bewegen Sie sich sooft Sie wollen, wie Sie wollen, wo Sie wollen – vorausgesetzt: täglich.

Schwimmen zum Beispiel gilt als die beste sportliche Medizin. Es trainiert alle Muskeln des Rumpfes und der Glieder gleichmäßig, bewirkt eine ebenfalls gleichmäßige Ausbildung des Fettpolsters und massiert Haut und Muskeln. Ärzte raten stets zum Schwimmen, wenn es um Abnutzungserscheinungen der Wirbelsäule und

> **Bewegung, nicht unbedingt Sport**
> Der beste Weg zu einer besseren Verwertung der Nahrung ist neben bewussterem Essen plus Lymphdrainage körperliche Aktivität. Sie muss nicht unbedingt gleich in Sport »ausarten«. Es reicht, konsequent den Fahrstuhl zu vermeiden und stattdessen die Treppe zu nehmen. Wenn Sie oben angekommen sind und schneller atmen, bleiben Sie einfach ein paar Minuten stehen und ruhen sich aus.

der Gelenke geht oder der Kreislauf trainiert werden soll. Warum also nicht auch zur Unterstützung des Lymphsystems?

Was für den Körper gut ist, nutzt auch der Seele: Kampf dem Stress durch körperliches Training. Konzentration auf körperliche Vorgänge, vor allem auf die Atmung und eine Entspannung der Muskeln, führen zu körperlichem Wohlbefinden und geistiger Gelassenheit zugleich. Der eigenen Bequemlichkeit kommt dabei entgegen, dass viele der in diesem Buch beschriebenen Übungen auch im Sitzen ausgeführt werden können.

Eine gute Übung, Bauch und Hüftgelenke zu lockern, ist der rollende Hüftschwung: Stemmen Sie Ihre Arme in die Seiten und drehen Sie, abwechselnd Becken, Hüften und Po ausstreckend, die untere Körperpartie auf der Stelle stehend. Oder legen Sie sich auf den Rücken, verschränken die Hände unter dem Hinterkopf und winkeln die Beine an. Dann drehen Sie die Knie von einer Seite auf die andere, wobei die Füße immer fest auf dem Boden bleiben. Übungen für Faule, das sei ja zugegeben, aber dennoch verblüffend wirksam vor allem bei all denen, die nicht auf das Auto verzichten wollen und sich so ganz nebenbei auch noch Rückenprobleme zugezogen haben; die werden durch solche Übungen natürlich nicht behoben, aber der Schmerz lässt sich lindern.

Zum Schluss seien noch einige Sportarten beschrieben und bewertet. Joggen zum Beispiel ist nur und ausschließlich dann sinnvoll, wenn es nicht verbissen, sondern bis lange vor der Leistungsgrenze betrieben wird. Zudem drohen hier neue Gefahren: Der harte Boden in der Stadt verlangt ganz spezielles Schuhwerk, damit die Stöße – jeder Schritt ist ja in Wirklichkeit ein kleiner Sprung – nicht zu den typischen Knie- und Rückenbeschwerden des Joggers führen. Zudem ist zu bezweifeln, ob die tiefen Atemzüge, mit denen die Autoabgase in den Körper gepumpt werden, wirklich der Gesundheit förderlich sind.

Skilanglauf, Rad fahren, Wandern, Rudern – das alles sind sogenannte Ausdauersportarten, die eher empfohlen werden können als Joggen, doch mit demselben Vorbehalt: Betreiben Sie sie nicht verbissen. Richtschnur ist Ihr Pulsschlag. Legen Sie sich einmal täglich fünf Minuten lang so ins Zeug, dass Sie etwas außer Atem geraten und Ihr Herz doppelt so schnell schlägt, wie wenn Sie vor dem Fernseher sitzen. Die Anstrengung gilt als gut und ausreichend, wenn der Puls auf hundertachtzig Schläge minus Lebensalter gestiegen ist; das heißt beispielsweise für einen Fünfzigjährigen, nach folgender Formel zu trainieren: 180 − 50 = 130. Etwa zehn Minuten sollte diese Pulsfrequenz anhalten. Der Erfolg zeigt sich, wenn bei gleichem Pulsschlag die zurückgelegte Strecke größer wird. Gefragt ist nicht die maximale, sondern die optimale Leistung. Besser, Sie laufen dreimal in der Woche jeweils drei Kilometer in, sagen wir, zwanzig Minuten, als einmal in der Woche hundert Meter im Sprint.

Besonders empfehlenswert ist regelmäßiges Tanzen. Kurse oder Tanz-Kränzchen werden für jede Altersgruppe angeboten. Wer sich geniert, organisiert reihum Tanztees im Freundeskreis. Der Tanz hat durch seine gleitenden, fließenden Bewegungen im Rhythmus der Musik einen hohen Trainingswert.

Im Grunde ist es egal, durch welche körperliche Aktivität Sie Ihrem Kreislaufsystem auf die Sprünge helfen. Das Training sollte nur regelmäßig stattfinden, es darf Sie nicht überanstrengen, und Sie müssen Ihren Spaß daran haben.

Gymnastik für Fitness und Wohlbefinden

Wer rastet, der rostet, und wer sich nicht bewegt, dem schlafen die Glieder ein. Jeder hat diese Erfahrung schon einmal gemacht. Wenn das Taubheitsgefühl erst auftritt, wenn die Beine schmerzen oder nachgeben beim Aufstehen, dann ist in Ihrem Körper aber bereits weit mehr »eingeschlafen« als das, was Sie gerade so energisch an diese ungesunde Ruhestellung erinnert. Wie schon erklärt wurde: Der Darm benötigt die Anregung der gesamten aktiven Körpermuskulatur, um seinerseits seinen Inhalt in angemessener Geschwindigkeit weiterzubefördern. Und der Kreislauf der Körperflüssigkeiten braucht für die zwischengeschalteten Pumpstationen dringend Unterstützung durch den rhythmischen Druck der benachbarten Muskelstränge. Bewegung ist wichtig.

Nicht jeder kann sich mit dem Gedanken anfreunden, sich selbst zuliebe Sport zu treiben, sich womöglich regelmäßig in modischer Sportkleidung bei all denen einzureihen, die – Finger am Puls und Augen auf den Sekundenzeiger der Armbanduhr gerichtet – mit sich selbst um die Wette laufen und abends ihre körperliche Leistungsfähigkeit rühmen.

Um Missverständnissen vorzubeugen: Sportliche Betätigung in der Gruppe und im Verein kann ein großartiges Erlebnis sein. Wer daran keine Freude hat, sollte sich allerdings nicht selbst ein Schnippchen schlagen, indem er als Konsequenz seiner Anti-Vereins-Haltung nur noch »Fernsehsport« betreibt. Denn es ist Bewegung angesagt, nicht unbedingt Sport. Und gezielte, seinem Wohlbefinden gewidmete Bewegung, die der Eindeutigkeit halber hier von jetzt an Gymnastik genannt werden soll, ist überall möglich. Selbst im Fernsehsessel und im Flugzeug.

Ziel der Gymnastik ist es, was das lymphatische System und den Blutkreislauf angeht, beides in Schwung zu halten oder wieder in Gang zu bringen. Oft liegt ja beides irgendwie im Argen: Entweder Sie haben zu lange zu still gesessen, etwa am Schreibtisch, vor dem Fernseher, im Auto oder Reisebus; oder Sie sind in Ihrer Bewegungsfreiheit eingeschränkt, durch Bettlägrigkeit, durch einen gebrochenen Arm oder eben ein Ödem. Vielleicht fühlen Sie sich auch einfach nur kribbelig und unruhig und gleichzeitig müde und haben das dringende Bedürfnis nach ein bisschen Bewegung.

All dem dienen die folgenden gymnastischen Übungen. Sie können fast überall ausgeführt werden und sind – leicht abgeändert und vereinfacht – den Programmen entnommen, die erfahrene Physiotherapeuten mit ihren Ödempatienten durchführen.

Bitte beachten Sie: Wenn Sie diese gymnastischen Übungen machen, dürfen Sie nie bis zur Schmerzgrenze gehen. Die Übungen sollen Sie auch nicht ermüden. Versuchen sie nicht zu viel auf einmal, wählen Sie die Übungen aus, die Ihnen am besten gefallen, die zu Ihrem persönlichen Problem oder der jeweiligen Umgebung passen. Legen Sie, wenn Sie mehrere Übungen aufeinander folgen lassen wollen, öfter eine Pause ein.

Es bietet sich an, das tägliche Ritual der Lymphdrainage mit der Gymnastik zu kombinieren, also abwechselnd Gymnastik und Massage zu betreiben. Führen Sie die Lymphdrainage mit einem Partner zusammen durch, kann auch die Gymnastik in dieser kleinen Gruppe stattfinden – aber bitte nicht als Wettstreit. So wird beides nicht nur zum ganz individuellen Vorbeugeprogramm, sondern zugleich zu einem kommunikativen Akt. Falls Sie bereits als Ödempatient in Behandlung sind und eine Bandage oder einen Kompressionsstrumpf tragen: Diese vervielfachen den Effekt der Gymnastik.

Übungen in der Türe

Für die erste Übung benötigen Sie als Sportgerät einen Türrahmen. Sie bietet sich deshalb auch als Aufweck-Übung zwischendurch an; in Asien dienen solche Praktiken bei langen Verhandlungen dazu, sich selbst diskret fit zu halten.

Stellen Sie sich genau in den Türrahmen, legen Sie die Handinnenflächen dagegen und drücken Sie für etwa fünf Sekunden fest dagegen. Es folgen eine gleich lange Pause und mehrmalige Wiederholungen.

Nun folgt dieselbe Übung, allerdings mit den Handinnenflächen auf der Vorderseite des Türrahmens. Wieder halten Sie die Spannung etwa fünf Sekunden lang; dazu zählen Sie langsam in Gedanken, jede Silbe beto-

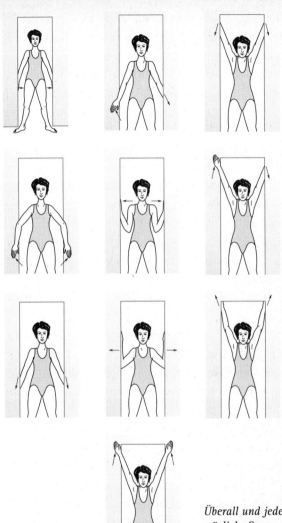

Überall und jederzeit möglich: Spannungsübungen mit dem Türrahmen.

nend: ein-und-zwan-zig, zwei-und-zwan-zig... Auch diese Übung wird einige Male wiederholt.

Sie werden es schon erraten haben: Als Nächstes legen Sie die Hände auf die Rückseite des Türrahmens und wiederholen das Ganze, wie bereits beschrieben. Danach legen Sie eine Hand auf die Außen-, eine Hand auf die Innenseite des Türrahmens und beginnen noch einmal von vorn, wobei Sie nach einigen Malen die Hände wechseln. Nun heben Sie die Hände, immer noch im Türrahmen stehend, in Schulterhöhe, und drücken erneut mehrmals dagegen, und zwar jeweils fünf Sekunden lang mit Fünf-Sekunden-Pausen. Die Schultern bleiben dabei ganz locker. Sie verstärken den Effekt noch, indem Sie im nächsten Schritt den ganzen Unterarm flächig auf die Innenseite des Türrahmens legen. Anschließend strecken Sie Ihre Arme so weit wie möglich im Türrahmen nach oben, aber ohne mit den Fußsohlen abzuheben. Drücken Sie im Takt erst innen, dann auf der Rückseite, dann auf der Innenseite gegen den Rahmen, schließlich mit einer Hand innen und mit einer Hand außen. Oder in umgekehrter Reihenfolge, das ist nicht wichtig.

Sie können den Türrahmen als Stütze nutzen, wenn Sie die folgende Übung ausführen: Stellen Sie sich auf die Zehenspitzen und gehen Sie nun langsam auf der Stelle, ohne den Kontakt zum Boden zu verlieren. Versuchen Sie anschließend, sich auf beiden Füßen gleichzeitig auf die Hacken zu stellen. Und schließlich machen Sie noch einige Schritte im Storchengang, bei dem die Knie möglichst weit hochgezogen werden.

Übungen im Sitzen

Auch diese gymnastischen Übungen zur Förderung des Lymphflusses lassen sich jederzeit und fast überall unauffällig ausführen. Sie lockern zudem die Gelenke, entspannen die Nackenmuskulatur und fördern die Durchblutung des Gehirns, alles in allem also ein erprobtes Mittel zur Verbesserung des körperlichen und geistigen Wohlbefindens.

Setzen Sie sich zunächst erst einmal richtig hin, das heißt: ohne den Rücken anzulehnen und nur mit dem Gesäß auf der Sitzfläche. Die Oberschenkel sind frei, die Knie ungefähr im rechten Winkel, der Oberkörper ist gerade aufgerichtet. In dieser Stellung machen Sie aus dem Hals heraus, die Nase immer geradeaus gerichtet, nacheinander in beliebiger Reihenfolge und einige Male wiederholt langsam und gleichsam genießerisch diese Bewegungen:

- Kopf zur Seite neigen mit dem Ohr zur Schulter,
- über die Schulter blicken, abwechselnd rechts und links,
- den Kopf auf die Brust neigen,
- den Kopf in den Nacken legen.

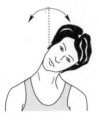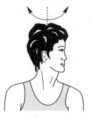

Kopf gerade halten und nach beiden Seiten neigen, drehen, beugen.

Die Bewegung wird jeweils so weit wie möglich ausgeführt, darf aber nicht schmerzen. Manchmal knackt es dabei auch in den Halswirbeln. Eine Verschleißerscheinung wird Ihr Arzt wahrscheinlich sagen, den Sie aber auf jeden Fall bei nächster Gelegenheit daraufhin ansprechen sollten.

Sie sitzen immer noch auf einem Stuhl oder Hocker, gerade und ohne sich anzulehnen. Jetzt heben Sie langsam abwechselnd jede Schulter hoch in Richtung Ohr, mehrmals und mit kurzen Pausen. Anschließend werden die Schultern im selben Takt zuerst nach vorne und dann nach hinten gezogen. Es folgt eine parallele Drehbewegung der Schultern, mit dem oder gegen den Uhrzeigersinn, wie es sich ergibt.

Die diskretesten Sitzübungen bedienen sich der Hände und sind, immer wieder und kräftig ausgeführt, verblüffend wirksam. Legen Sie zunächst die Handteller wie zum Gebet ganzflächig aufeinander. Dann heben Sie die Ellbogen so weit wie möglich – es soll nicht schmerzen, auch nicht in den Handgelenken – und drücken die Hände fest gegeneinander. Nun legen Sie die Hand – erst die eine, dann die andere, ganz unauffällig – mit gespreizten Fingern auf die Tischplatte und heben die Finger einzeln an. Dann machen Sie eine Faust und spreizen beim Öffnen alle Finger gleichzeitig. Öffnen Sie die Hände weit, aber ohne Anspannung, und führen Sie sie in den Handgelenken abwechselnd in Richtung Daumen und in Richtung kleiner Finger eine Drehbewegung aus. Dann legen Sie die Hände wieder flach auf die Unterlage vor sich und ziehen sie über das Handgelenk kräftig nach oben, um sie abschließend fest aufzudrücken, alles ganz langsam und mit mehrmaligen Wiederholungen.

Bei der letzten Übung dieser Serie verhaken Sie die Fingerspitzen beider Hände ineinander und ziehen kräftig. Auch dies sollte einige Male und mit kurzen Pausen wiederholt werden.

Zu guter Letzt: Wenn Sie zum Beispiel mit anderen an einem Verhandlungstisch sitzen, können Sie Ihre Fingerspitzen von unten an die Tischplatte legen und, die Ellbogen am Körper, kräftig gegen die Tischplatte drücken. Auch das ist eine Übung, die in Asien als Praxis bei ausgedehnten Verhandlungen gelehrt wird.

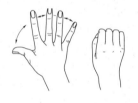

Keine geheimen Signale, sondern Fingergymnastik, die den Lymph- und Kreislaufstau vermeiden hilft.

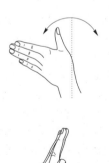

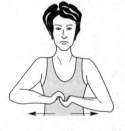

Mit einem kräftigen Zug an den ineinander verhakten Fingerspitzen erhöhen Sie Ihre geistige und körperliche Fitness.

Bodenübungen

Es folgen einige Übungen, die Sie vorzugsweise zu Hause, allein oder mit Partner, durchführen können. Halten Sie eine aufgerollte Decke oder ein festes Kissen bereit. Auch auf dem Boden wird jeweils mehrmals, langsam und mit entsprechenden Pausen trainiert. Diese Serie dient vor allem der Verbesserung des Lymphsystems in Schultern, Armen, Rücken, Lenden und Beinen.

Setzen Sie sich zunächst in passender Kleidung auf den Boden. Lassen Sie den Kopf locker nach vorne fallen. Wenn die Spannung im Rücken nachlässt, gleiten Sie langsam in Rückenlage. Atmen Sie tief und langsam in den Bauch hinein und wieder aus. Kontrollieren Sie Ihre Atmung zunächst, indem Sie die Hände auf den Bauch legen, und drücken Sie beim Ausatmen die Lenden, also die untere Rückenpartie, fest auf den Boden.

Als Nächstes ziehen Sie eine Hand beim Ausatmen neben dem Körper weit nach unten in Richtung Knie, halten diese Stellung und atmen wieder ein. Beim nächsten Ausatmen machen Sie dasselbe auf der anderen Körperseite mit der anderen Hand.

Für die nächste gymnastische Übung im Liegen legen Sie ein Kissen zwischen die Unterschenkel und drücken von beiden Seiten kräftig dagegen. Die Unterschenkel bleiben dabei auf dem Boden.

Wir widmen uns weiter Füßen und Unterschenkeln. Zunächst werden die fest aufliegenden Beine kräftig auf den Boden gedrückt. Dann kreuzen Sie die ausgestreckten Beine übereinander und drücken die Fußaußenkanten fest gegeneinander.

Weitere Übungen auf dem Boden:
- Machen Sie mit den Zehen beider Füße Greifbewegungen;
- Strecken und beugen Sie die Fußgelenke so weit wie möglich;
- Wiederholen Sie diese Bewegungen, indem Sie gleichzeitig Knie und Gesäß bewusst gegen den Boden drücken, zumindest aber nicht anheben;
- Kreisen Sie mit den Füßen.

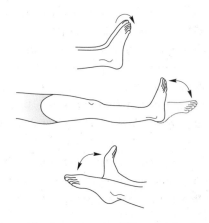

Durch gezielte Bewegung der Füße wird das Lymphsystem am tiefsten Punkt des Körpers sinnvoll unterstützt.

Nun heben Sie den Körper so an, dass er nur noch auf den Fußspitzen und den Schultern ruht. In dieser Stellung drehen Sie Ihre Beine nach rechts, dann nach links in Richtung Fußboden. Diese Übung ist recht anstrengend und darf nicht erzwungen werden. Es gilt stets: keine Schmerzen, keine Ermüdung – das gewünschte Ergebnis soll ein gesteigertes Wohlbefinden sein.

Legen Sie sich nun wieder flach auf den Boden. Heben Sie langsam und in großem Bogen die Arme über den Kopf und wieder zurück. Wenn Sie das einige Male getan haben und noch weitermachen wollen, legen Sie beide Hände unter den Nacken oder Kopf. Dann schwingen Sie die Ellbogen über das Gesicht, wieder zurück auf den Boden und ruhen kurz aus. Abschließend heben Sie, immer noch flach auf dem Rücken liegend, einen Arm in die Höhe. Machen Sie langsam eine Faust und spreizen beim Öffnen weit die Finger; und weiter mit dem anderen Arm.

Die beschriebenen Übungen sollen als Anregung dienen, immer wieder die körperliche Ruhigstellung zu unterbrechen, die das moderne Leben vielfach erzwingt. Der eine oder andere mag es ja für banal halten, was hier als Gymnastik bezeichnet wird. Ihm stellt sich die Frage: Hat so etwas Banales überhaupt noch Platz in meinem Alltag? Wenn ja: Frisch ans Werk. »Es gibt nichts Gutes, es sei denn man tut es«, mahnte Erich Kästner. Aus gelegentlichem Tun wird, wenn sich ein gutes Gefühl einstellt, schnell Routine und damit wieder Banales. Jetzt aber im positiven Sinn.

Ausblick

Wenn Sie dieses Buch gelesen haben, werden Sie erkennen: Die Grundlage von vielen Heilmethoden und Selbstbehandlungstechniken ist der gesunde Menschenverstand. Dass Fachleute wie Laien sich ganz seriös und inzwischen auch vielfach wissenschaftlich untermauert und akzeptiert der Manuellen Lymphdrainage bedienen, gibt Anlass zur Hoffnung. Trotz aller Fortschrittsgläubigkeit bleiben in der Heilkunde sowohl zur Vorbeugung als auch für die Heilbehandlung ganz elementare, altmodische Griffe mit wohltuender Wirkung aktuell.

Das lymphatische System spielt in der medikamentösen Behandlung fast keine Rolle und ist deshalb für die großen Arzneimittelforscher und -hersteller nur von begrenztem Interesse. Wichtig ist es dagegen allen Ärzten, die sich mit Infekten und Immunstörungen befassen oder der Nachbehandlung großer und kleiner Wunden; und wichtig ist die Lymphdrainage natürlich für jeden Therapeuten und Patienten, der auf die ganzheitliche Medizin setzt.

Und weil die Betrachtung des ganzen Menschen, von Kopf bis Fuß und mit allen seinen Organen und körperlichen Befindlichkeiten, immer mehr in den Mittelpunkt des ärztlichen Handelns tritt, muss niemand die Sorge haben, dass die Selbstbehandlung mit Manueller

Lymphdrainage bei den professionellen Heilkundlern Anstoß erregen könnte.

Dass das körperliche Wohlbefinden, dass Massagen und Fürsorge für die Kraftmaschine Körper sich auch auf den psychischen Zustand des Menschen und damit auf seine Arbeitsleistung auswirkt, sollen zum Schluss einige aktuelle Nachrichten (Stand: Juli 1999) zeigen – die Wiederentdeckung der Arbeitnehmer-Psyche durch den Arbeitgeber.

Stress fördere die Produktivität, hieß es noch in den yuppiehaften achtziger Jahren. Inzwischen sind die amerikanischen Arbeitgeber weit schlauer geworden und wissen: Zu viel Stress im Büro führt zu Personalfluktuation, Krankmeldungen und einer sinkenden Arbeitsmoral. Stress koste die US-Firmen zweihundert Milliarden Dollar pro Jahr, berichtete die Tageszeitung »USA Today« vor einer Weile. Grund genug für die Chefs, ihre Angestellten mit Antistress-Therapien bei Laune zu halten. Die Schallplattenfirma Tommy Boy Records in Manhattan verwöhnt ihre Belegschaft zum Beispiel täglich mit den schwedischen Massagen, aus denen Dr. Vodder die Manuelle Lymphdrainage entwickelte.

In Berlin lassen sich Telekom-Angestellte durchkneten, Polizeibeamte bestellen die Massagefirma »Relax Your Back« auf die Wache.

Mit Turnschuhen, Trainingshose und einem legeren Karohemd eilt eine junge Frau die Treppen zur »Brand Factory« hinauf. Über der Schulter trägt sie eine wuchtige schwarze Nylontasche, aus der sie im Konferenzraum der Werbeagentur einen ausklappbaren Massagestuhl hervorholt. Jeden Dienstag kommt die Frau vom mobilen Massagedienst »Stressbusters« in das Hamburger Büro, um das gesamte Team zwischen Meetings und hektischen Telefonaten im Zwanzig-Minuten-Takt zu kneten, zu lockern und zu dehnen.

Fast zweitausend Mark investiert der Agenturchef monatlich in ein Antistress-Training seiner fünfzehn Mitarbeiter, das in amerikanischen Unternehmen bereits seit fünfzehn Jahren zum Einsatz kommt. Der Aufwand zahlt sich aus: Die Rate der Krankmeldungen sinkt. Denn viele Leute beginnen, nach einigen Massagen zusätzlich Sport zu treiben und gesünder zu leben.

Wissenschaftler haben herausgefunden, dass die »Knetkur« im Büro auch die Aufmerksamkeit steigert und die Gehirnströme beruhigt. Die Massierten benötigen danach weniger Zeit, um beispielsweise Rechenaufgaben zu lösen. Sie empfinden ihren Job als weniger belastend – in ihrem Körper sinkt der Spiegel der stressauslösenden Hormone.

Glossar

Akupunktur: fernöstliche Heilmethode, bei der Nadeln an bestimmten Körperpunkten gesetzt werden
akut: plötzlich auftretende Krankheit, heftig und kurz verlaufend
Aminosäure: wichtigster Baustein des Eiweißes
Antibiotikum: (Mehrzahl: Antibiotika) biologischer Wirkstoff, der andere Kleinstorganismen am Wachstum hemmt oder abtötet
Aorta: Hauptschlagader des Körpers
Arterie: Schlagader, die »frisches« Blut transportiert
arteriell: zur Arterie gehörend
Bandage: Wund- oder Schutzverband
benigne: gutartig
chronisch: lang andauernd; Gegensatz zu akut
Diagnose: Erkennung und Beurteilung einer Krankheit
Diastole: Ausdehnung des Herzens und der Aorta
Drainage: Entwässerung
Ekzem: durch Hitze ausgetriebener Ausschlag
Element: nicht weiter zerlegbares Teilchen eines Körpers
Embolie: Verstopfung eines Blutgefäßes durch einen in der Blutbahn verschleppten Körper
Enzym: organische Verbindung, die Stoffwechselvorgänge beeinflusst
Erysipel: Wundrose

Erythrozyten: rote Blutkörperchen
essentiell: unerlässlich
Extremität: die Gliedmaßen, nämlich Arme und Beine
Hämoglobin: roter Farbstoff im Blut
Hormon: Botenstoff im Körper
Indikation: Grund für eine bestimmte Heilbehandlung
Infektion: Entzündung
Injektion: Zufuhr eines Stoffes mit Hilfe einer Spritze
Insuffizienz: ungenügende Leistung
intermittierend: regelmäßig unterbrochen und sich wiederholend
Interstitium: Zellzwischenraum
intrazellulär: in den Zellen, in die Zellen hinein
irreversibel: nicht umkehrbar
Irritation: Störung, Reizung
Kapillare: Haargefäß
Kompression: Druck
Kontraktion: Zusammenziehung
Kooperation: Zusammenarbeit
Leukozyten: weiße Blutkörperchen
Lipide: Fette
lymphatisch: zum Lymphsystem gehörend
Lymphe: klare Zwischenzellflüssigkeit
maligne: bösartig
manuell: von Hand ausgeführt
Massage: kräftige Behandlung des Körpers durch Streichen, Kneten usw.
medikamentös: mit Hilfe von Medikamenten
Metabolisierung: Stoffwechsel; Umbau der festen und flüssigen Stoffe zur Verwertung im Körper

Molekül: Baustein der Materie
Motorik: willkürliche, aktive Beweglichkeit
Moxibustion: fernöstliche Heilmethode ähnlich der Akupunktur, jedoch mit Hitze anstatt mit Nadeln
Ödem: krankhafte Flüssigkeitsansammlung zwischen oder in den Körperzellen
Organ: Körperteil mit einheitlicher Funktion
peripher: am Rande gelegen
Peristaltik: schlangenartige Darmbewegung
Permeabilität: Durchlässigkeit
Physiotherapie: Heilbehandlung mit naturgegebenen Mitteln wie Wasser, Wärme, Licht, Luft
Plasma: Grundstoff des Blutes
primär: an erster Stelle, zuerst entstanden
Quadrant: Viertel eines Kreises
Reflexzonenmassage: Massage bestimmter Körperzonen, die mit den inneren Organen in Verbindung stehen
Regeneration: Heilungsvorgang durch Neubildung untergegangener Zellen
Rehabilitation: Maßnahmen zur gesundheitlichen Wiedereingliederung
reversibel: umkehrbar, zurückgehend
sekundär: an zweiter Stelle, als Folge entstanden
Sepsis: Blutvergiftung
spontan: ohne äußere Einwirkung auftretend
Streptokokken: kugelförmige, kettenbildende Bakterien
Symptom: Krankheitsanzeichen
Synonym: Wort gleicher Bedeutung
Systole: Zusammenziehen des Herzmuskels

Therapie: Behandlung
Thrombose: Verschluss eines Gefäßes durch ortsfestes Blutgerinnsel
Thrombozyten: Blutplättchen, die die Blutgerinnung einleiten
Thrombus: Blutpfropf durch geronnenes Blut innerhalb einer Blutbahn
Tinnitus: Geräusche im Innenohr
Topografie: Beschreibung der Lageverhältnisse von beispielsweise Organen
Trauma: (Mehrzahl: Traumen) Verletzung
Tumor: Geschwulst; maligner Tumor: Krebs
Vene: Blutader
Virus: (Mehrzahl: Viren) Gruppe kleinster Krankheitserreger, die nur auf lebendem Gewebe existieren können
Vivisektion: Eingriff am lebendigen Tier
Zirkulation: Kreislauf

Kontaktadresse

Wer sich für Manuelle Lymphdrainage interessiert oder professionelle Hilfe benötigt, wendet sich schriftlich an:

Deutsche Lymphliga e.V., 84533 Markt

Caroline Myss · Chakren – die sieben Zentren von Kraft und Heilung

Umfassend und differenziert beschreibt Caroline Myss das von den sieben Chakren organisierte Energiefeld des Körpers und integriert in ihre Beschreibungen christliche, kabbalistische und buddhistische Vorstellungen von der Kraft der sieben spirituellen Ebenen. (76204)

Ellen Grasse · Chakren- und Auradiagnose

Die Autorin verbindet in ihrem Selbsthilfebuch neue Beobachtungen mit Erkenntnissen langjähriger Heiltätigkeit. Unterschiedliche Tests erlauben, die individuelle feinstoffliche Situation zu überprüfen und die Ursache von Krankheiten und Energiemangel zu ermitteln. (76007)

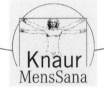

Knaur
MensSana

Alice Burmeister/Tom Monte · Heilende Berührung

Jin Shin Jyutsu® vermag den Energiefluß durch die Berührung spezifischer Körperpunkte und durch Atemtechniken zu harmonisieren. Und das Beste ist: Jeder kann es praktizieren. Die bislang einzig geschlossene Darstellung dieses Heilsystems. (76179)

Michael Reed Gach · Heilende Punkte

Beschreibungen zum einfachen Auffinden der Akupressurpunkte sowie effiziente Techniken durch die Kopfschmerzen, Erkältungen, Schlaflosigkeit, Rückenschmerzen, Depressionen und vieles mehr erleichtert und geheilt werden können. (76002)

Carola und Ravi Roy · Kranke Kinder mit Homöopathie behandeln

Hier finden Eltern, die die körperliche und geistige Entwicklung ihrer Kinder optimal fördern wollen, einfache und schnelle Hilfe. Anhand ausgewählter Fallbeschreibungen werden die Möglichkeiten homöopathischer Behandlung anschaulich und realistisch dargestellt. (76130)

Ravi und Carola Roy · Selbstheilung durch Homöopathie

Möglichkeiten medizinischer Selbsthilfe, die für jeden anwendbar sind. Durch die übersichtliche Anwendung und die jedem Kapitel zugeordneten Symptomverzeichnisse ermöglicht das Buch das schnelle Erkennen des richtigen Mittels. (76011)

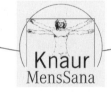

L. P. Huijsen · Der Homöopathie-Führer

Übersichtlich nach Organsystemen geordnet, werden Krankheiten und deren Symptome in alphabetischer Reihenfolge besprochen. Zu jeder Erkrankung sind die wichtigsten homöopathischen Einzel- und Mischmittel genannt sowie die passende Dosierung. (76012)

Edward Bach/Jens-Erik Petersen · Heile dich selbst mit den Bachblüten

Nach dem Verfahren von Dr. Bach werden primär seelische Zustände wie Unzufriedenheit, Groll, Aufregung, Angst, Besorgnis etc. behandelt. Hierzu leitet das vorliegende Buch mit seinen ausführlichen Beschreibungen der Qualitäten der 39 Bachblüten an. (76016)

Kim da Silva · Meinen Körper in meine Hände nehmen

Mudras sind spezielle Fingerhaltungen, die Selbstheilungsenergie aktivieren.
Kim da Silva zeigt, wie sie bei Karnkheitssymptomen angewendet werden können
und vermittelt ein Verständnis für die Zusammenhänge körperlicher und seelischer
Harmonie. (76182)

Kim da Silva · Richtig essen zur richtigen Zeit

Warum fühlen sich viele Menschen trotz gesunder Ernährung nicht wohl? Die Kunst
liegt darin, das Richtige zur richtigen Zeit zu essen, denn nur so kann der Körper
Nahrung naturgemäß aufnehmen und verarbeiten. Mit ausführlichem Rezeptteil!
(76020)

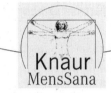

Kim da Silva/Do-Ry Rydl · Energie durch Bewegung

Die auf jahrelangen Erfahrungen der Autoren basierenden kinesiologischen Übungen
eignen sich gleichermaßen für jung und alt. Sie sind einfach auszuführen und
motivieren dazu, etwas für die eigene Gesundheit zu tun. (76115)

Kim da Silva/Do-Ry Rydl · Kinesiologie

Edu-Kinesthetik (Educational Kinesthetik) ist die einzige Form von Kinesiologie, die
der Laie anwenden kann. Ohne auf einen Therapeuten angewiesen zu sein, kann man
in eigener Verantwortung üben und täglich etwas für sein Wohlbefinden tun. (76021)

Nicola Waddington · Aura-Soma – Die Heilkraft der Quintessenzen und Pomander

Die 14 Quintessenzen und Pomander von Aura-Soma sind eine Brücke zur Heilkraft der Farbstrahlen. Sie bringen Licht in Bereiche, wo Lebensfreude und Gesundheit durch körperliches oder seelisches Leid beeinträchtigt sind. Ein Standardwerk zu Farben und ihren Wirkungen. (76201)

Deepak Chopra · Die Körperzeit

Sie haben die Wahl: Entweder Sie werden täglich älter, oder Sie stoppen diesen Prozeß und bleiben jung und vital. Der Autor ist der Frage, warum wir altern, auf den Grund gegangen. Er hat die Gesetzmäßigkeiten herausgefunden, aufgrund derer es einigen Menschen gelingt, bis ins hohe Alter fit und dynamisch zu bleiben (76095)

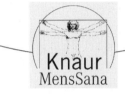

Hildegard von Bingen · Hildegard-Heilkunde von A-Z

Alles, was Sie wissen müssen, um Krankheiten erfolgreich zu behandeln – besonders in chronischen Fällen. Der Autor, der heute als *der* Experte für die Hildegard-Heilkunde gilt, macht mit den Grundlagen dieser Therapie-Form und den verschiedenen Heilverfahren vertraut. (76035)

Wolfgang Höhn · Heilfasten mit Früchten

Dieses Buch versetzt Sie in die Lage, Ihren Organismus auf entspannte Weise zu entgiften und lästige Pfunde mit Lust und guter Laune einzuschmelzen. Denn Früchte schenken echte Gaumenfreuden und lassen keine Gedanken an Selbstkasteiung aufkommen. (76109)